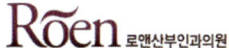

쉽·게·읽·는·백·과·사·전

자궁근종

자궁근종 · 증상과 영향 · 진단 · 치료

로앤산부인과의원
이재성 / 김종호 원장 공저

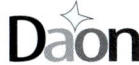

쉽·게·읽·는·백·과·사·전

자궁근종

자궁근종 · 증상과 영향 · 진단 · 치료

초판 1쇄 인쇄   2019년 10월 25일
초판 1쇄 발행   2019년 11월 05일

지은이   이재성 · 김종호
펴낸이   노성래
발행처   다온미디어

기획/편집   이기택
디자인   다온미디어
마케팅   신세호

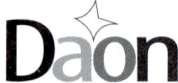

주소   서울시 구로구 고척동 고척로27다길 39-8
메일   laextation@naver.com
전화   02-2686-4361
등록   2017년 4월 13일 제 25100-2017-40호
ISBN   979-11-962050-2-7

※ 정가는 뒤표지에 있습니다.
※ 잘못된 책은 구입하신 서점에서 교환해 드립니다.

이 책은 저작권법에 따라 보호받는 저작물이므로 무단전제 및 복제를 금하며, 책의 내용을 이용하려면 반드시 저작권자와 다온미디어의 서면동의를 받아야 합니다. 내용에 대한 의견이 있는 경우 상기 메일로 내용을 기재해 보내주시면 감사하겠습니다.

이 도서의 국립중앙도서관 출판시도서목록(CiP)은 서지정보유통지원시스템 홈페이지(http://seoji.nl.go.kr)와 국가자료공동목록시스템(http://www.nl.go.kr/kolisnet)에서 이용하실 수 있습니다. (CIP제어번호 : CIP2019039120)

Preface 책을 펴내면서...

안녕하십니까. 로앤 산부인과의원의 국내1호 산부인과 하이푸 전문의 이재성입니다. 저는 스스로를 '자궁 지킴이'라고 말하는데요. 여성의 심장과도 같은 자궁 건강을 위해 오랜 기간 최선을 다해 노력해왔기 때문입니다.

2010년 2월부터 산부인과 전문의로는 최초로 자궁근종 하이푸 치료를 인천기독병원에서 시작한 이래 어느새 8년이 되었는데요. 자궁근종과 자궁 선근증 하이푸 치료가 생소하던 때부터 시작하여 보건복지부 산하 신의료기술 평가위원회에 하이푸 치료기의 자궁근종 분야 허가를 제출하여 정식으로 치료에 대한 허가를 얻기까지 쉽지만은 않은 길이었지만 현재의 하이푸 치료가 보급되도록 하는 데에 최선을 다한 것 같습니다. 하이푸 치료가 늘어나면서 건강보험심사평가원에서 열린 보험적용에 대한 회의로 하이푸 치료의 방향을 여러 전문가분들과 상의하기도 했고요.

2012년에 열린 98차 대한 산부인과 학회에 자궁근종 · 자궁 선근증 하이푸 치료를 최초로 소개, 발표한 이후로 국내뿐 아니라 대만의 산부인과 학회 발표와 중국 충칭에서의 미세침습학회 발표, 중국 다자학회의 하이푸 발표, 말레이지아 쿠칭에서 열린 아시아 산부인과학회 그리고 FIGO 세계산부인과 연맹의 발표까지 다수의 학회와 SCI 국제학술지 논문 등재를 통해 보다 수준 높은 연구와 치료로 하이푸 치료를 널리 알리며 앞으로의 방향을 제시해 왔습니다. 풍부한 경험과 전문적인 실력을 토대로 여성의 소중한 신체인 자궁 건강을 위해 앞으로도 최상의 진료를 이어갈 것을 약속드립니다.

제가 하이푸를 처음 접한 것은 2010년 인천기독병원에 재직할 때였는데요. 당시 하이푸는 간암 치료용으로 도입됐지만 이 분야에는 다양한 치료 옵션이 있어 기대만큼 적극적으로 쓰이지는 못했습니다. 그러던 중 비침습 요구가 높았던 자궁근종과 하이푸 특성의 공통점을 발견하여 자궁질환 치료에 하이푸를 활용하자는 아이디어를 내게 되었습니다.

2010년 2월 4일 국내 산부인과 전문의 최초로 자궁근종 하이푸 비수술 치료를 처음 시작한 이래 현재까지 2,500 차례 이상의 해당 시술을 해오고 있으며, 또한 직접 저술한 하이푸 시술 논문들이 국제 의학저널에 여러 편 등재되기도 하는 등 일정 부분 성과도 거뒀던 만큼 앞으로도 하이푸 치료의 발전을 위해 국내 · 외 하이푸 치료 전문의들과 지속적인 교류를 더욱 활발히 하겠습니다.

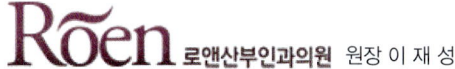 로앤산부인과의원 원장 이 재 성

- **Preface**　　책을 펴내면서... 　　3
- **Contents**　　책의 목차　　5

Part I 자궁근종　　6

01 역학 (Epidemiology)　　8
　　1. 자궁근종의 빈도 및 인구 통계학적 패턴　　9
　　2. 위험 인자　　10

02 유전학 (Genetics)　　16

03 병리 (Pathology)　　18
　　1. 자궁근종의 병리 소견　　18
　　2. 자궁근종의 변형　　22
　　3. 불확실한 악성 잠재 평활근 종양　　26
　　4. 평활근육종　　27

Part II 증상과 영향　　28

01 자궁근종의 증상 (Symtoms)　　30
　　1. 월경 과다　　30
　　2. 월경통　　31
　　3. 골반 통증　　31
　　4. 비정상 질출혈　　32
　　5. 비뇨기계 증상　　32

02 자궁근종과 불임 (Infertility)　　33
　　1. 자궁근종이 임신에 미치는 영향　　33
　　2. 자궁근종의 치료와 임신율　　34

03 자궁근종과 임신 (Pregnancy)　　38
　　1. 임신 중 자궁근종의 유병률　　38
　　2. 임신과 자궁근종의 크기 변화　　38
　　3. 임신 중 자궁근종으로 인한 증상　　38
　　4. 임신 중 자궁근종으로 인한 합병증　　39
　　5. 임신 전 또는 임신 중 자궁근종 처치　　42

Contents 책의 목차

Part III 진단   46

01 영상학적 진단 (Imaging Diagnosis)   48
     1. 초음파 검사   48
     2. 전산화 단층촬영   51
     3. 자기 공명 영상   53
     4. 자궁근종 변성의 영상 소견   55

02 다른 질환 (Differential Diagnosis)   61
     1. 자궁 선근증   61
     2. 자궁 육종   67

Part IV 치료   72

01 내과적 치료 (Medical Management)   74
     1. 복합 경구 피임제   75
     2. 프로게스틴   76
     3. 레보노르게스트렐 유리 자궁 내 장치   76
     4. 성선 자극 호르몬 방출 호르몬 작용제   77
     5. 선택적 프로게스테론 수용체 조절제   79
     6. 결론   81

02 수술적 접근 (Surgical Approach)   82
     1. 전자궁 적출술   82
     2. 자궁근종 절제술   85
     3. 로봇 수술   90

03 중재적 치료 (Interventional Management)   94
     1. 고주파 자궁근종 용해술   94
     2. 고강도 초음파 집속술   97
     3. 자궁 동맥 색전술   134

Appendix   이재성 원장의 SCI급 학술 논문   138

Part

....

1

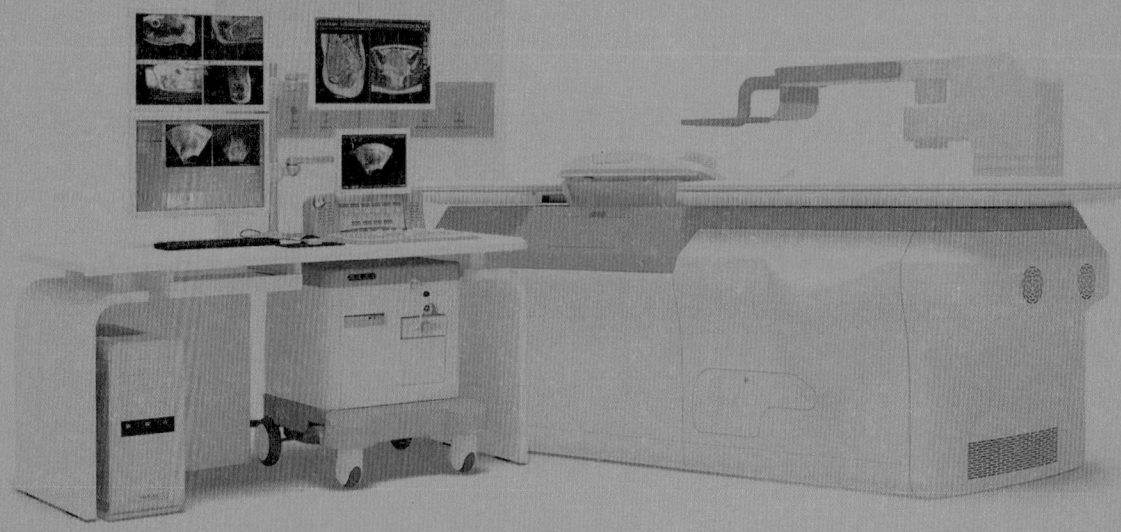

자궁근종

01 역학 (Epidemiology)   8

02 유전학 (Genetics)   16

03 병리 (Pathology)   18

Part 1 자궁근종

01 역학 (Epidemiology)

자궁근종이란 여성의 생식기인 '자궁'에 발생하는 양성 종양을 이야기하며, 가임기 여성 중 25%에서 발생하고 40대 이상의 여자라면 그 발병 가능성이 무려 30~40%나 되는 것으로 알려져 있죠.

증상이 전혀 없는 경우가 많아 근종이 있어도 쉽게 지나치기 쉽지만 월경 과다나 압박 증상, 그리고 골반통과 같은 증상을 호소하며 병원을 찾았다가 우연히 자궁근종을 발견하는 일이 많아요.

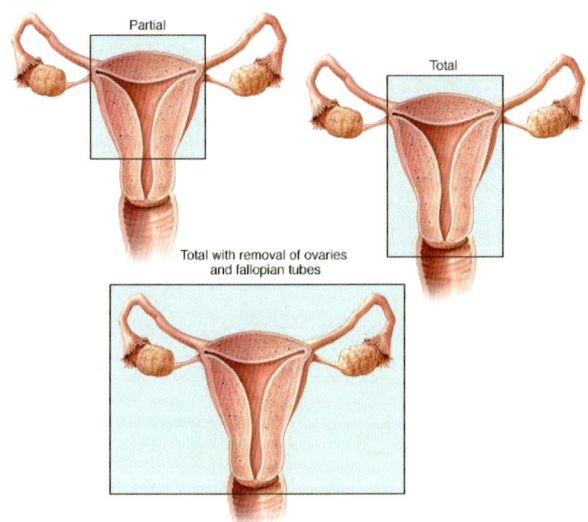

자궁 적출술의 유형들

자궁근종은 흔히 자궁 전체를 살라 제거하는 방식인 '전자궁 절제술'을 이용해 치료하기도 하지만, 요즘은 만혼이나 늦은 첫 출산 등과 같이 전반적인 최근의 사회적 분위기나 혹은 심리적인 이유로 많은 여성들이 자신의 자궁을 보존하고 싶어 하기 때문에 전자궁 절제술보다는 다른 치료법을 선호하는 경우가 증가하는 추세예요.

자궁근종의 치료뿐만 아니라 근본적인 예방을 위해서는 무엇보다 자궁근종의 발생과 성장의 원인을 연구하는 것이 필수이자 기본이겠죠?

전세계적으로 자궁근종 환자가 늘어나는 만큼 요즘에는 자궁근종의 원인과 위험인자에 대한 다양한 역학적 연구의 중요도가 높아지고 있어요.

1. 자궁근종의 빈도 및 인구 통계학적 패턴

1) 자궁근종의 유병률 및 발생률

사실, 안타깝게도 자궁근종의 인구당 발생률이나 유병률(전체 인구 중 특정한 장애나 질병 또는 심리신체적 상태를 지니고 있는 사람들의 분율)에 대해서는 거의 알려져 있는 것이 없어요.

왜냐하면 대부분의 연구들이 일반 성인 여성을 대상으로 한 것이 아니라 이미 심하게 아파서 병원을 찾아온 환자들을 대상으로 하였기 때문이죠.

따라서 자궁근종의 유병률에 대해 전체 여성을 대상으로 한 비율은 전혀 알 수 없는데다가 또한 증상 있는 환자들만 병원을 찾게 되기 때문에 임상적 진단 혹은 검사를 통한 진단 역시 실제 발생률에 비해 과소평가되어 있는 실정이에요.

한 연구에서 전자궁 절제술을 시행한 조직의 표본들을 분석한 결과에 대해 발표한 적이 있는데요, 이 자료에 따르면 자궁근종의 임상적 진단에 의한 발병률은 33%이고 영상학적 검사에 의한 발생률은 50%, 그리고 조직검사에 의한 진단율은 77%라고 합니다.

2) 연령

"연령이 증가할수록 자궁근종 발생 빈도가 높아진다"는 사실은 이미 여러 연구를 통해서도 잘 알려져 있는 사실이에요.

실제로 가임기 동안 나이가 많아질수록 자궁근종 발병율은 증가하고, 반면 폐경 후에는 감소하는 경향을 보여요.

입원 환자를 대상으로 한 미국의 어느 연구에 따르면, 자궁근종은 1000명 당 6.3명으로 45-49세에서 가장 많고 50-54세에는 3.2명으로 감소했어요.

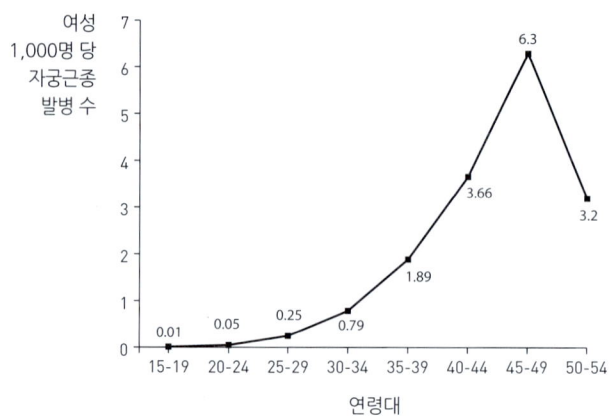

연령별 자궁근종 발생 환자 수(1/1000) 자궁근종은 1000명 당 6.3명으로 45-49세에서 가장 많고 50-54세에는 3.2명으로 감소함

3) 인종

흑인 여성에서 백인 여성보다 자궁근종 발생 위험도가 높은 것은 이미 잘 알려져 있는 사실이에요. 수치를 살펴보면 초음파 검사를 받은 흑인 여성의 73%에서 자궁근종이 발견된 반면 백인 여성에서는 48%에서 자궁근종이 발견되었어요.

2. 위험 인자

자궁근종을 유발하는 위험 인자는 매우 다양해요.

구체적으로 위험 인자들을 살펴보면 자궁근종은 나이, 호르몬, 식습관, 환경 호르몬, 라이프 스타일 등 다양한 이유로 인해 발생한다고 알려져 있는데요.

크게 '내인성 호르몬 수치'와 관련된 위험인자와 '외인성 호르몬 사용'으로 인한 위험 인자로 나누어 설명해 보도록 하겠습니다.

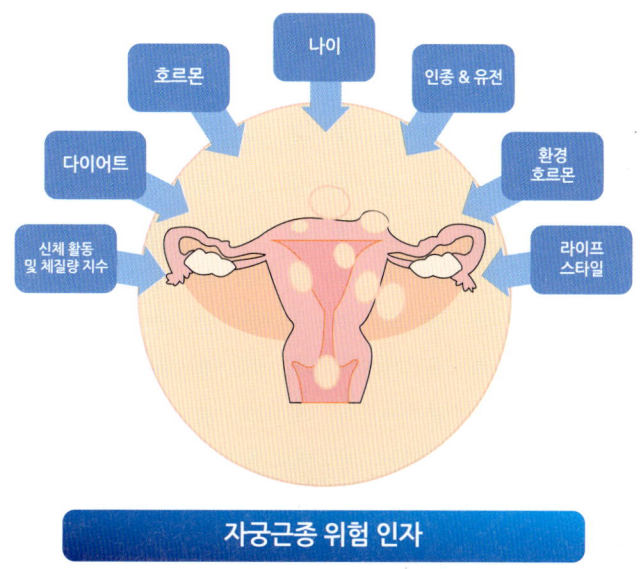

자궁근종 위험 인자 나이, 호르몬, 식습관 등 자궁근종의 위험 인자는 다양함

1) 내인성 호르몬 수치의 지표

① 월경력

초경이 빠르고 폐경이 늦은 여성이라면 평균적으로 배란기 호르몬에 노출되는 시간이 그만큼 증가하기 마련이겠죠?

월경 주기가 반복되는 기간이 길어질수록, 즉 초경이 빠를 수록 자궁근종의 발생 위험도도 상대적으로 증가하기 때문에 '월경력(Menstrual History)'은 자궁근종의 원인을 판단하는데 매우 중요한 요소가 돼요.

사실 늦은 폐경 나이와 자궁근종 발생 위험도의 상관관계를 밝힌 연구가 실제로는 없긴 해도, 폐경 후에는 여성 호르몬에 대한 자극이 없어지기 때문에 결과적으로 자궁근종의 크기는 줄어들고 그로 인해 수술이 필요한 자궁근종은 폐경 후 여성에게는 감소하게 되는 자연스러운 결과가 나타나는 것이죠.

② 산과력

자궁근종을 연구하는데 '산과력(임신·분만·유산·중절 등의 횟수)' 또는 '출산력(출산할 수 있는 생물학적 능력)'이 중요한 이유는 대부분의 연구에서 "출산력과 자궁근종 위험도는 반비례한다"는 보고가 대부분이기 때문이에요.

그리고 "출산 횟수가 증가할수록 자궁근종의 위험도는 급격하게 낮아진다"는 것이 학계의 공동된 의견인데요.

실제로 출산 경험이 없는 여성에 비해 출산력이 있는 여성에서 자궁근종 발생의 위험도가 20-50%가량 감소한다고 보고되고 있어요.

정리해 보자면, (a)첫 아이의 출산 연령이 높을수록 자궁근종 위험도는 낮아지고, (b)마지막 출산 시기에서 멀어질수록 또는 출산력이 없을 수록 자궁근종의 위험도가 증가한다는 의미에요.

③ 비만

비만은 체내에 지방이 필요 이상으로 과도하게 쌓인 경우를 의미해요.

물론 비만이 수많은 성인병의 원인이 된다는 사실은 이미 많은 분들이 잘 알고 있을 텐데요. 자궁근종의 경우에도 마찬가지로 "비만인 여성일 수록 그 자궁근종의 발생 빈도가 증가한다"고 여러 연구에서 보도하고 있어요.

연구를 살펴보면 그 원인에 대해 비만과 연관이 있는 호르몬 요인이 자궁근종의 위험도와 밀접한 관련이 있기 때문으로 보았는데요.

다시 말하자면 지방세포가 과다할 경우 '부신(신장 위에 삼각형 모양으로 자리잡고 있는 호르몬 생성기관)'에서 분비하는 남성호르몬이 여성호르몬으로 전환될 비율이 커지기 때문이 아닐까 짐작 하고 있어요.

게다가, 간에서 생성하는 성호르몬 결합 글로불린의 생성이 감소하게 되어 혈중 활성화된 여성호르몬의 농도가 증가해요.

이렇게 폐경 전 비만 여성이라면 에스트로겐이 비활성 물질로 전환되는 비율이 줄어들어 상대적으로 여성호르몬 농도가 높은 상태가 되고 여성호르몬의 증가로 기인한 자궁근종 발생 확률이 비례적으로 높아지는 결과를 초래하게 된답니다.

즉, '비만 〉 여성 호르몬 증가 〉 자궁근종 발생 빈도 증가'의 사슬이 이어지는 것이지요.

그러니까 자궁근종 예방을 위해서라도 체중관리가 얼마나 중요한지 알겠죠?

④ 식이

미국복지부 FDA은 "햄이나 쇠고기와 같은 붉은 색 고기를 많이 먹는 여성이 채식주의 여성에 비해 자궁근종의 위험이 더 높다"고 발표하기도 했어요. 그리고 "유제품을 많이 섭취할수록 자궁근종 위험도를 감소시킨다"는 결과도 확인되었고요.

그렇지만 식습관과 자궁근종 발생 위험도에 관련된 연구는 많지 않아요.

식습관과 자궁근종이 어떤 상관관계가 있는지에 대해서는 정확하게 밝혀진 바 없지만, 의학계는 '보조식품이나 환경호르몬의 증가가 자궁근종의 발병 빈도를 증가'시키는 것이 아닐까 하고 추정하고 있답니다.

⑤ 운동, 알코올과 카페인

운동과 자궁근종 위험도에 대한 연구 결과는 모호한 경우가 많아요.

그렇지만 규칙적인 운동이 자궁근종을 예방하는 효과가 있고 운동은 특히 자궁근종의 성장보다는 발병과 연관성이 더 크다는 보도 또한 있기에 운동이 자궁근종을 예방하는 데 긍정적이라는 것은 알 수 있겠죠?

그 근거에 대해 운동량이 자궁근종에 직접적으로 영향을 미친다기 보다는 운동선수들은 보통 상대적으로 마른 체형인 경우가 많고 그래서 지방세포에서 남성호르몬이 여성호르몬으로 변환되는 비율이 낮기 때문이 아닐까? 하고 업계는 미루어 짐작하고 있어요.

또 다른 위험인자인 알코올 섭취를 살펴보면 자궁근종 위험도의 상관관계를 연구한 결과, "알코올 섭취량은 높은 내인성 에스트로겐 농도와 관련이 있다"고 결론내었어요.

간은 약한 에스트로겐인 '에스트론'을 강한 에스토겐인 '에스트라디올'로 변환시키고 이는 결과적으로 간의 기능을 저하시키기 때문에 피해야 하는 것은 당연하고요. 무엇보다 알코올은 호르몬 대사를 촉진하여 자궁근종에 악영향이 있을 수 있어요.

영국 영양학지에서도 "매일 알코올을 2회 이상 마시는 여성의 경우 자궁근종이 발생할 확률이 높다"고 보도했어요.

그렇다면 우리가 매일 마시는 커피, 즉 카페인은 자궁근종과 관계가 있을까요?

환자-대조군 연구에서 "카페인은 자궁근종과 관련이 없다"고 보고했지만, 어느 연구에서는 "35세 미만의 여성이 하루 3잔 이상의 커피를 마시거나 하루 500mg 이상의 카페인을 섭취하는 경우 자궁근종의 위험도가 올라간다"는 결과를 보였습니다.

그러나 흡연에 관한 최근 연구에서는 자궁근종과 관련이 없다고 밝혀졌어요. 그렇다고 흡연이 몸에 좋다는 이야기는 아닌 것, 아시죠?

2) 외인성 호르몬의 사용

① 경구 피임약(복합 경구 피임제)

경구 피임약은 약물을 이용한 피임법으로, 안타깝게도 경구 피임약과 자궁근종의 성장에 관한 연구 결과들은 일관성이 없어요.

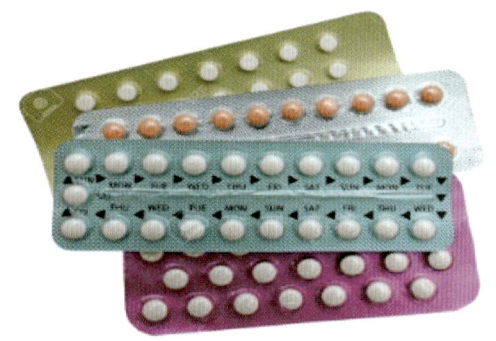

어떤 연구에서는 "경구 피임약과 자궁근종의 성장과는 관련이 없다"고 했다가, 또 다른 연구에서는 "경구용 피임약을 5년 사용한 경우와 10년 사용한 경우 각각 17&와 31%정도 자궁근종 발생 위험도가 감소했다"고 보고하기도 했으니까요.

② 주사용 프로게스테론 단일 제제

프로게스테론(progesterone)이란 황체 · 부신 겉질 · 태반에서 만들어지는 여성 호르몬을 칭하는데요.

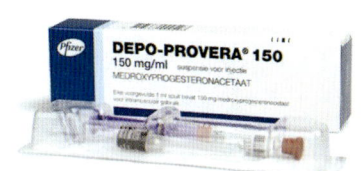

'주사용 프로게스테론 단일 제제'는 자궁근종 발생율을 60%가량 감소시킬 수 있다는 보도가 있었고, 특히 5년 이상 사용했을 경우 자궁근종 발생 위험도를 90%나 낮출 수 있다고 학계는 보고하였어요. 게다가 최근 연구에서도 자궁근종 발생 위험도를 40%정도 낮출 수 있다고 발표했어요.

③ 폐경 호르몬 요법

폐경 후 자궁근종은 자연스럽게 그 크기가 줄어드는 경우가 많다고 해요.

하지만, 폐경 후 호르몬 치료를 했을 경우 이러한 근종의 크기를 감소시키기도 하지만 때로는 성장을 자극하는 경우도 있어요.

몇몇 연구에서는 폐경 후 호르몬 치료를 했을 때 자궁근종으로 인한 수술이나 입원이 증가했다는 결과를 보였던 반면, 호르몬 치료가 자궁근종 크기 변화에 전혀 영향을 미치지 않았던 경우도 있기 때문에 이에 대한 상관관계를 명확히 결론 내리기는 어려운 상황이에요.

02 유전학 (Genetics)

앞서 이야기한 바대로 자궁근종은 여성에서 가장 흔한 생식기 양성종양으로 여성 중 50~80%의 높은 유병률을 보이고 약 30%에서는 골반 불쾌감이나 월경통 · 생리과다 · 빈혈 · 요실금 · 유산 · 조기 진통 · 난임 등의 증상들을 동반해요.

그러나 자궁근종이 아무리 부인과에서 가장 흔한 질환일지라도 아직까지 병의 원인에 대해 정확한 규명이 이루어지지는 않았어요.

발병 원인이 명확하지 않은 만큼 자궁근종에 만족할만한 효과를 보이는 약물 치료는 없지만, 자궁근종이 '성스테로이드 호르몬'에 민감하다는 점은 이미 널리 알려져 있죠.

자궁근종 세포는 주로 난소나 태반에서 분비되는 여성 호르몬인 에스트로겐(estrogen)의 자극에 의해 성장하고 발달하는데요. 이뿐만 아니라 자궁근종은 정상 자궁내막에서와는 다르게 에스트로겐과 '프로게스테론(progesterone)'에 대해 과민하게 반응한답니다.

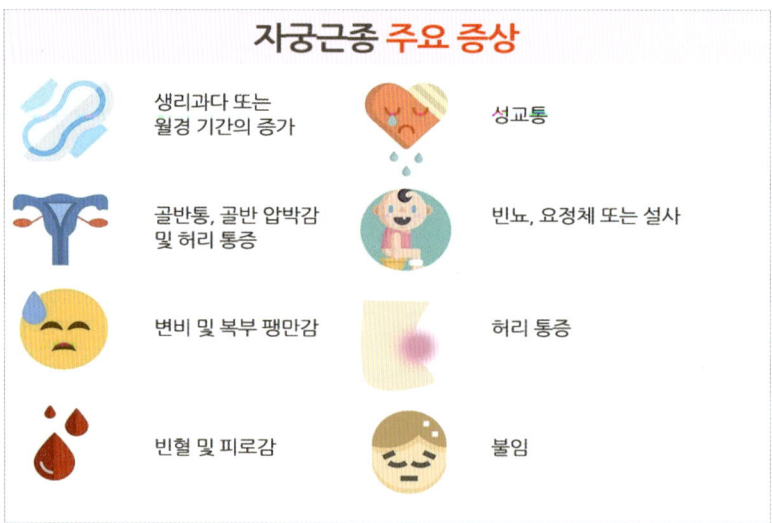

자궁근종의 주요 증상 자궁근종의 약 30%에서는 골반 불쾌감이나 월경통, 생리 과다, 빈혈, 요실금, 유산, 조기 진통, 난임 등의 증상들을 동반함

정상자궁내막의 경우 '황체기(여성의 월경 주기 중 배란 후에 발생하는 발정주기 단계. 이 기간에 황체는 에스트로겐과 황체호르몬을 분비하여 자궁벽에 수정란을 받아들일 준비를 함)'에는 에스트로겐에 제한적 반응을 보이지만, 자궁근종 조직은 황체기에도 에스트로겐을 조절하는 유전자가 많이 생성돼요.

자궁근종이 자궁 근육층에 억제 효과를 가지고 있는 프로게스테론에 의해서도 성장하는 것으로 알려져 있지만 반대로 실험실 연구에서는 프로게스테론이 자궁근종의 성장을 저해한다는 보도들도 있어 자궁근종의 발병 원인에서 프로게스테론이 정확하게 어떤 역할을 하는지 설명하기는 어려워요.

몇몇 연구에서는 "호르몬과 그 수용체를 코딩하는 유전자의 여러 가지 형태가 자궁근종을 발전시키는 위험 요소 중 하나가 된다"고 보고 있어요.

실제로 자궁근종의 40-50%에서 형태의 이상이 동반되고 한 자궁에서 얻어진 자궁근종들일지라도 각각 다른 염색체 변화를 보이기도 한답니다.

특히 '가족성 자궁근종 증후군'은 생식 세포의 유전자 결함과 관련되어 있는 것으로 보고 있는데요.

비슷한 식습관과 생활 패턴으로 살고, 유전자를 공유하는 가족이기에 같은 병을 공유할 확률이 올라가는 것은 어쩌면 당연한 결과가 아닐까요?

일반적으로 자궁근종의 치료법으로 '자궁적출 수술'을 생각할 수 있지만, 자궁적출 수술을 진행하기 전까지 증상 조절을 위해 다양한 약물을 단기간에 사용하기도 해요.

그러나 계속 이야기했듯이 자궁근종의 발병 원인이나 진행과정이 어떻고, 결과적으로 어떻게 진행되는지에 대한 이해가 충분하지 못하기 때문에 아직까지 자궁근종의 근본적 치료를 위한 약제는 아쉽게도 없답니다.

다행스럽게도 최소한 유전학적 측면에서 자궁근종 조직 '12번 염색체'의 전위나 'MED12 엑손2'의 돌연변이들이 보고되고 있어 이러한 유전학적인 변화들이 향후 자궁근종의 원인을 이해하는 데 기초가 될 수 있고, 하이푸 치료법과 같이 인체에 고통을 주지 않고 실시하는 자궁근종의 비침습적인 치료방법 개발에도 도움이 될 것으로 기대하고 있어요.

병리 (Pathology)

자궁근종은 우선 자궁의 위치에 따라 그 종류가 '자궁근층 내 근종 · 점막하 근종 · 장막하 근종'으로 분류되는 것이 기본이며 그 변형된 성질과 모양에 따라 '지방 평활근종, 혈관 평활근종, 세포성 평활근종, 기이한 핵을 가진 평활근종, 태반엽양 박리 자궁근종, 양성 전이성 근종'으로 나눕니다.

1. 자궁근종의 병리 소견

1) 육안 소견

자궁근종은 일반적으로 하나 또는 여러 개가 다양한 크기로 생기고 자궁 내 위치에 따라 자궁근층 내 근종 · 점막하 근종 · 장막하 근종으로 분류되는데, 점막하 · 장막하 근종의 경우 목이 있는 모양으로 발생하기도 해요.

특히 점막하 근종의 경우 비정상적인 자궁출혈 및 과다월경의 자궁근종 증상으로 이어질 수도 있고 예후가 가장 나쁜 근종이라 초기에 적극적인 치료를 시작하는 것이 좋아요.

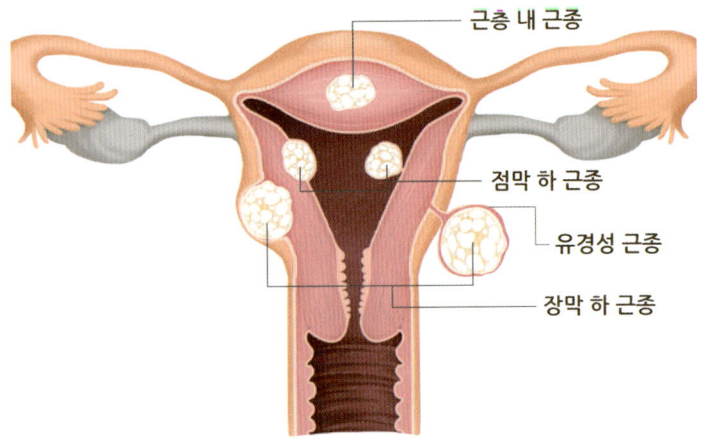

자궁 내 위치 별 자궁근종의 종류 자궁 근종은 자궁 내 위치에 따라 목이 있는 모양을 포함 3가지로 분류됨

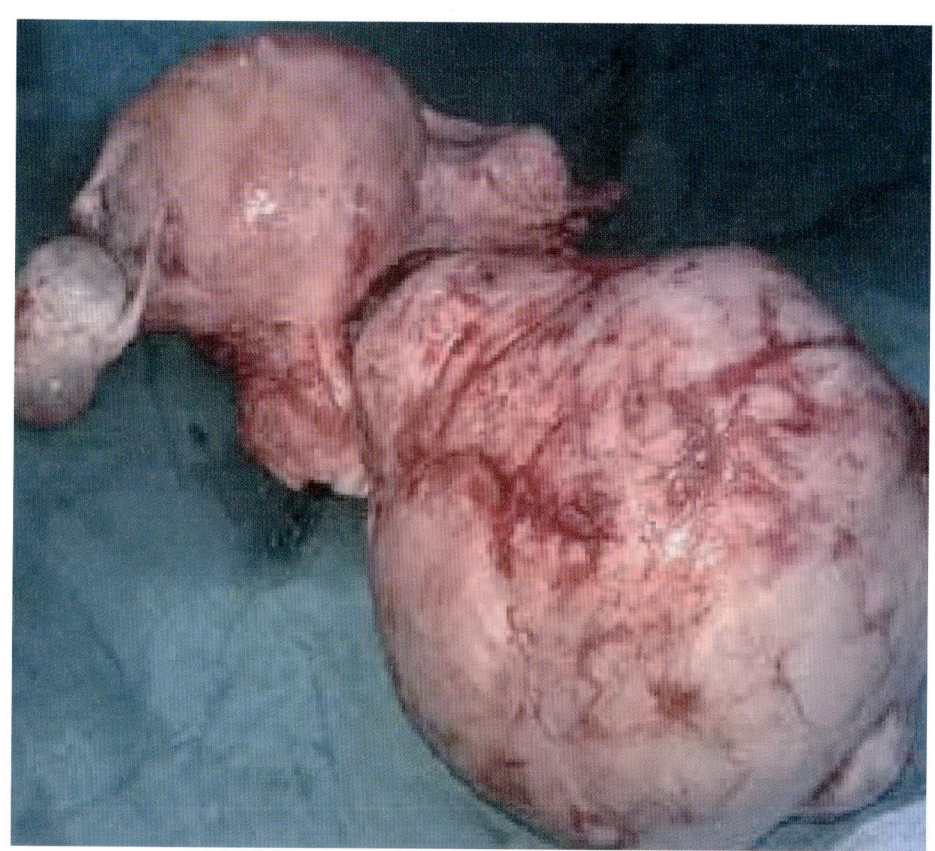

자궁근종의 육안 소견

2) 현미경 소견

대부분의 자궁근종은 비교적 분명한 구조적 경계를 가지고 있고, 평활근 세포가 교차되는 섬유다발 형태를 구성하고 있어요.

쉽게 말하자면 근종이란 평활근 세포가 비정상적으로 증식해서 생겨난 것을 말해요.

다음 그림과 같이 종양 세포들은 길고 끝이 가늘어지는 여송연(Cigar)모양의 방추형 핵을 가지며 풍부한 호산성 세포질을 가지고 있죠.

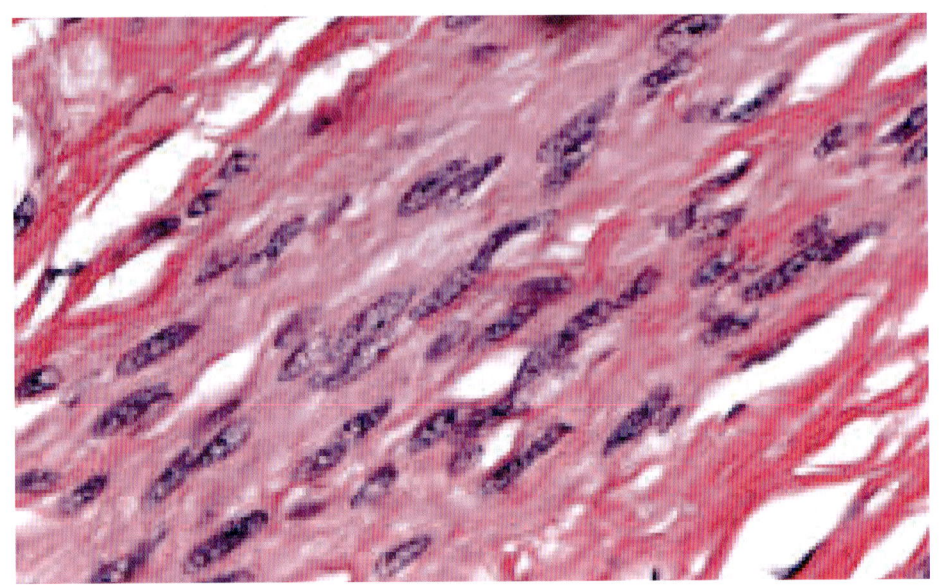

자궁근종의 현미경 소견

그러나 현미경 소견 상 비정형 유사분열이 관찰되는 경우에는 악성 종양일 가능성을 염두 해 두고 면밀한 조사를 해야 할 필요가 있어요.

때로는 평활근 세포 사이에 비만 세포나 만성 염증 세포가 관찰되기도 합니다.

3) 자궁근종의 변성(Degeneration)

자궁근종 내 '변성(성질이 변함)'은 흔히 관찰되는 경우에요.

평활근 세포 사이의 수분 축적으로 인해 '수종 변성(hydropic degeneration, 세포 내 수분이 유입되어 작은 빈 공간이 생기는 현상)'이 관찰되기도 하고, 더 광범위하고 미끈거리는 수종변성을 '점액성 변성(myxoid degeneration)'으로 부르기도 해요.

그리고 '적색 변성(red degeneration)'의 경우 임신했을 때 원래 있던 자궁근종의 크기가 갑자기 커지면서 혈액공급 장애를 유발하고, 이로 인해 근종 내에 출혈성 경색이 발생되는 경우가 있어 환자는 갑작스러운 통증을 호소할 수도 있답니다.

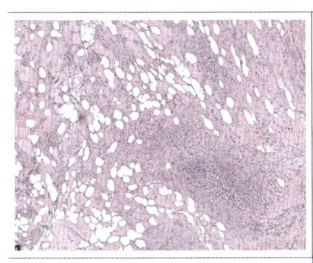	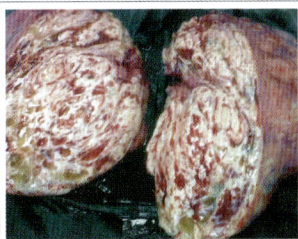	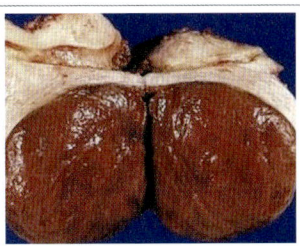
수종 변성 (hydropic degeneration)	점액성 변성 (myxoid degeneration)	적색 변성 (red degeneration)

자궁근종 내 변성(degeneration)의 현미경 소견 자궁근종의 변성은 흔히 관찰되는 경우임

적색 변성된 자궁근종의 절단면은 신선 혈액의 색소로 인해 더 붉고 균질하고 더 부드러운 특징을 보여요. 다음은 각각 적색 변성된 상태의 육안 및 현미경 소견들입니다.

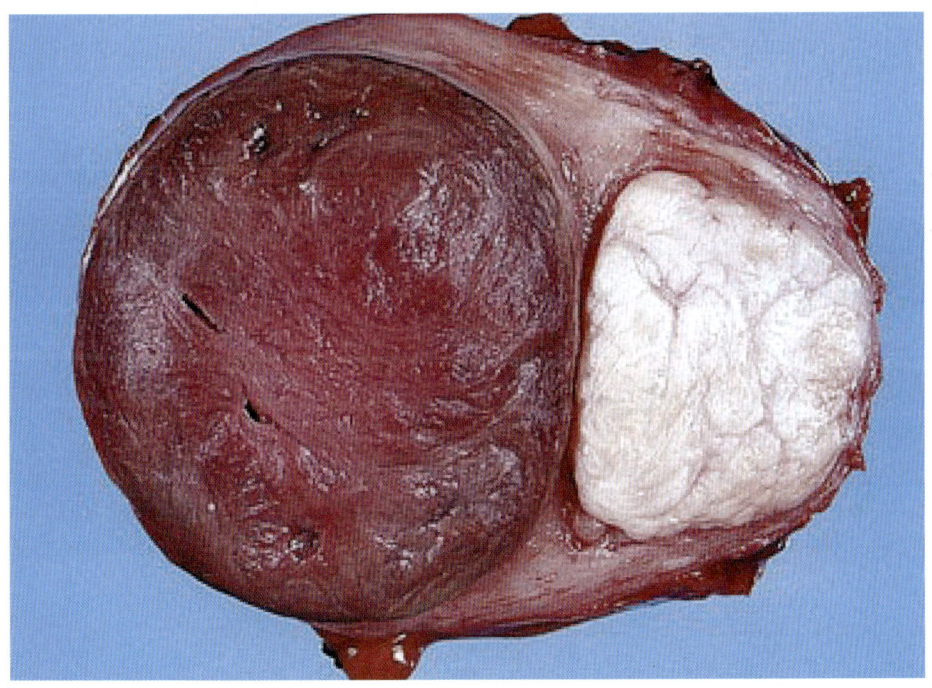

적색 변성의 육안 소견

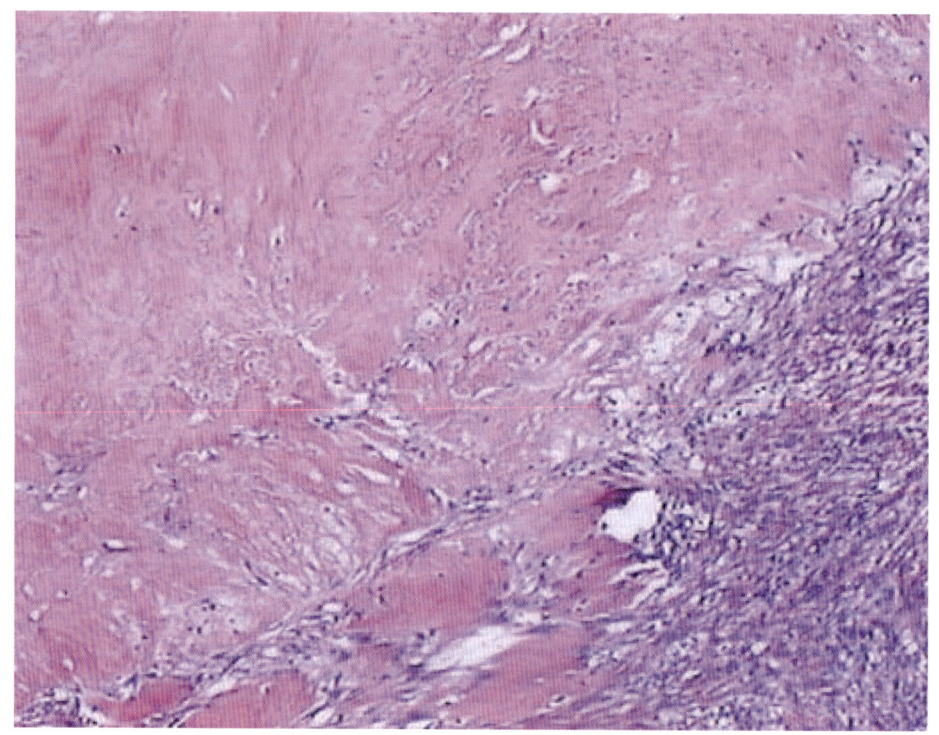

적색 변성의 현미경 소견

2. 자궁근종의 변형(Variants)

1) 지방 평활근종(Lipoleiomyoma)

지방 평활근종은 평활근과 성숙 지방세포로 구성된 드문 양성 종양으로, 이는 평활근과 지방세포가 섞여 있어서 근종의 절단면이 밝은 황색을 띠며 지방 성분이 많아질수록 육안으로 보았을 때 지방조직으로 이뤄진 양성종양인 '지방종'과 유사한 모양을 하고 있어요.

그리고 지방 평활근종이 많이 나타나는 연령은 자궁근종의 전형적인 발생 연령보다 좀 더 나이가 많은 경향이 있는데, 이로 인해 지방 평활근종에서 지방 세포로의 분화는 퇴행성 변화가 아닐까 생각되기도 하죠.

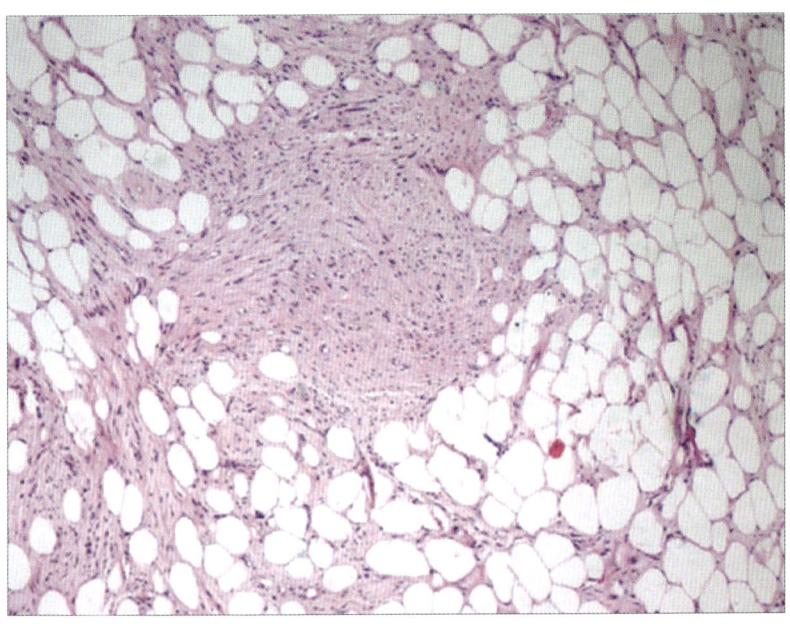

지방 평활근종의 현미경 소견

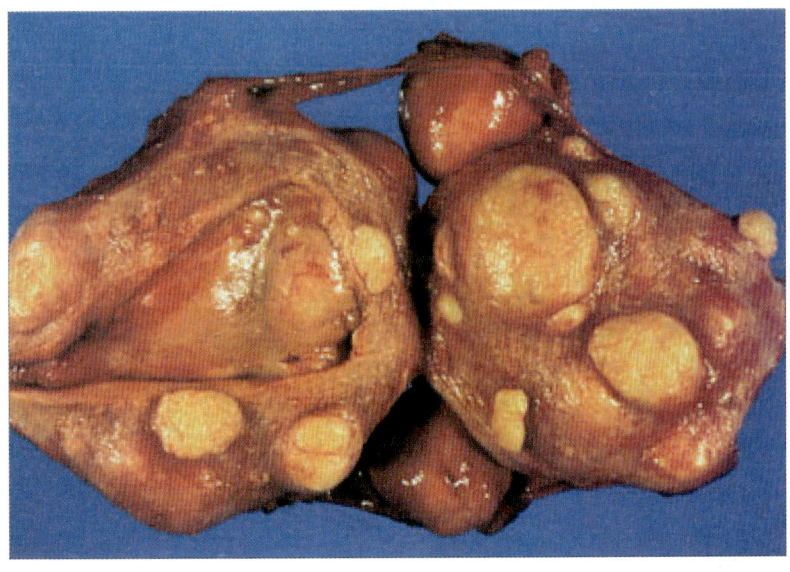

지방 평활근종의 육안 소견

2) 혈관 평활근종(Vascular Leiomyoma)

혈관 평활근종은 혈관의 평활근에서 드물게 발생하는 평활근종을 말하는데요.

육안 소견으로는 일반적인 자궁근종과 비슷하긴 해도 작게 혹은 넓게 퍼져 있어 별다른 특징 없이 단조롭게 보이는 평활근 세포들이 늘어난 형태로 정맥 내부를 채우고 있답니다.

3) 세포성 평활근종(Cellular Leiomyoma)

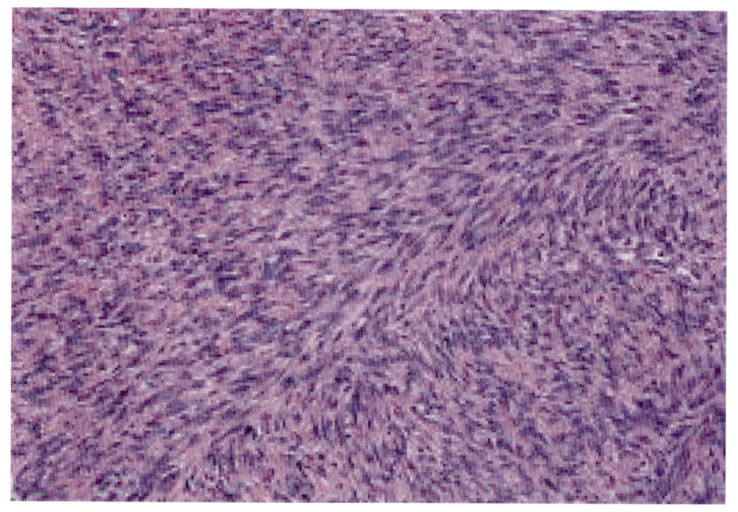

세포성 평활근종의 현미경 소견

세포성 평활근종은 세포 밀도가 특히나 증가되어 있는 평활근종인데요. 육안소견으로는 일반적인 자궁근종과 흡사해도, 절단해보면 더 부드럽고 종종 생선살과 같은 양상을 보이기도 해요.

4) 태반엽양 박리 자궁근종(Cotyledonoid Dissecting Leiomyoma)

자궁근종의 박리성 변이형태인 태반엽양 박리 자궁근종은 평활근 세포가 자궁근층 내부를 불규칙적으로 떨어뜨려 자궁근층을 뚫고 '자궁넓은인대(자궁광인대, 자궁 측면 가장자리와 배 안의 벽을 연결하는 복막 주름)'를 포함하여 골반강 내부까지 마치 포도송이 모양으로 자궁근종이 관찰되는 경우를 말해요.

일반적으로 이 종양은 부종과 충혈을 동반하는데요. 그 특징적인 종양 형태에 대한 육안 소견이 마치 태반의 태반엽을 연상시킨다고 해서 이런 이름을 붙였답니다.

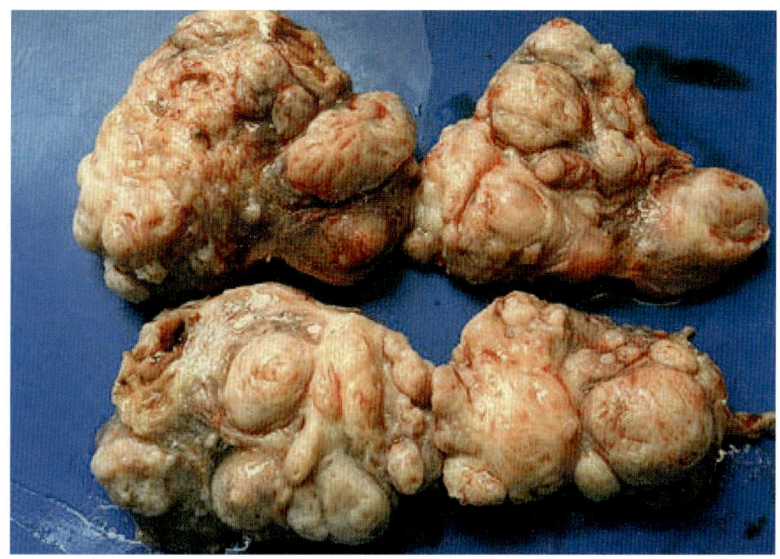

태반엽양 박리 자궁근종의 육안 소견

5) 양성 전이성 근종(Benign metastasizing leiomyoma)

양성 전이성 근종은 하나 또는 여러 개의 양성 평활근종이 자궁의 바깥부분, 특히 자궁근종의 병력이 있는 여성의 폐에서 발견되는 경우를 말해요.

진단을 위해서는 (a)자궁 안이나 자궁 외 평활근육종에 대한 병력은 없어야 하지만 (b)이전에 전형적인 양성 자궁근종이 존재했던 병력이 있어야 해요.

이 두 가지 소견을 모두 충족하고 현미경 소견으로는 양성 평활근종이지만 생물학적으로 악성 종양의 형태를 보이는 양성 전이성 근종일 경우 실제로는 폐로 전이된 양성 근종일 가능성이 크답니다. 이는 지속적인 성장을 계속하다가 '호흡 부전(호흡계통에 의한 부적절한 가스 교환)'을 유발하기도 하고 심하게는 사망에 이르게 만든 경우도 보고된 적이 있어요.

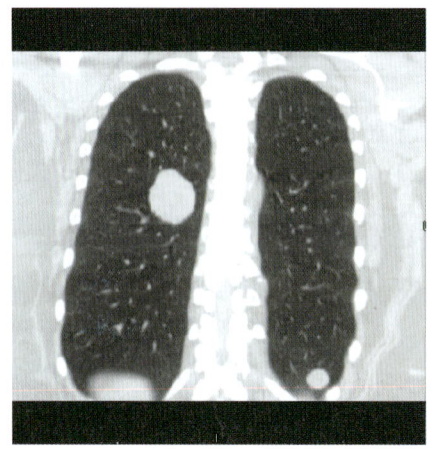 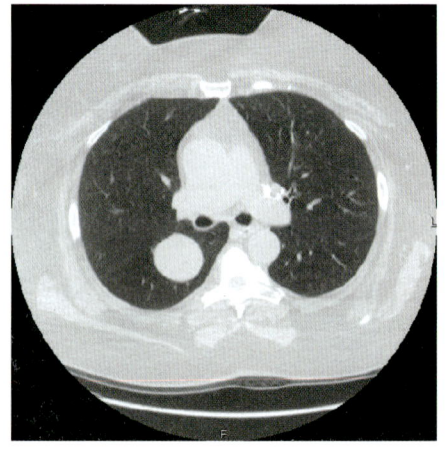

양성 전이성 근종의 육안 소견

3. 불확실한 악성 잠재 평활근 종양(Smooth Muscle Tumor of Uncertain Malignant Potential, STUMP)

세계보건기구 WHO 분류에 따르면 "불확실한 악성 잠재 평활근 종양(STUMP)은 평활근육종이나 양성 평활근육종으로 진단하기에는 모호하여 악성으로 진행할 가능성이 있다"고 정의하고 있어요.

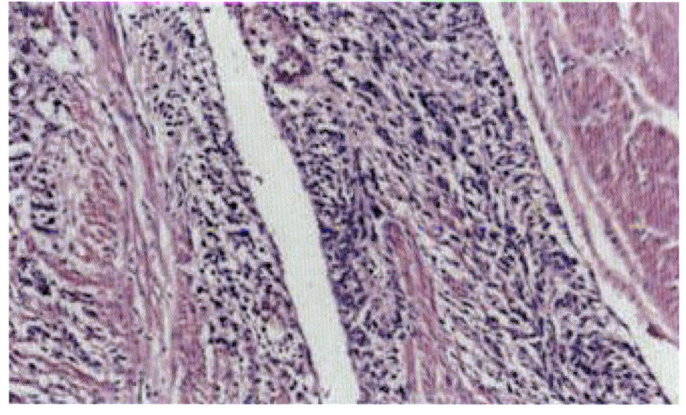

불확실한 악성 잠재 평활근 종양의 육안 소견 정확하게 STUMP의 예후를 예측할 수 없지만 재발이 비교적 낮아 예후가 좋음

4. 평활근육종(Leiomysosarcoma)

WHO 분류에 따르면 평활근육종은 현미경소견으로 원기둥 꼴 모양의 방추형이나 상피조직 모양의 세포 또는 점액성 간질의 형태를 보이는 악성 평활근종양으로 정의해요.

'자궁평활근육종'은 자궁의 육종 중 가장 흔해서 모든 악성 자궁 종양 중 1~2%를 차지하고, 매년 10만명 당 0.64명의 발생률을 보이고 있는데 환자의 대부분은 50세 이상이에요.

평활근육종의 가장 흔한 증상은 비정상 자궁출혈이기 때문에, 호르몬 대체요법을 받는 폐경기 여성에게서 자궁종괴의 크기가 갑작스럽게 커졌다면 악성일 가능성에 대해 의심해 보아야 해요.

무엇보다 일반적으로 혈성 전이가 흔하고, 폐와 간으로 전이되는 일이 잦아서 특히나 주의해야 한답니다. 육안 소견을 살펴보면 평활근육종은 하나 또는 두 개 이상의 덩이로 보통 평균 10cm 이상의 큰 크기로 자라나는데요.

이 덩어리를 절단해보면 부드럽거나 생선살 같아 보이기도 하고, 흔히 괴사나 출혈이 있으며 불규칙적이면서도 침윤성 변연부를 확인할 수 있어요.

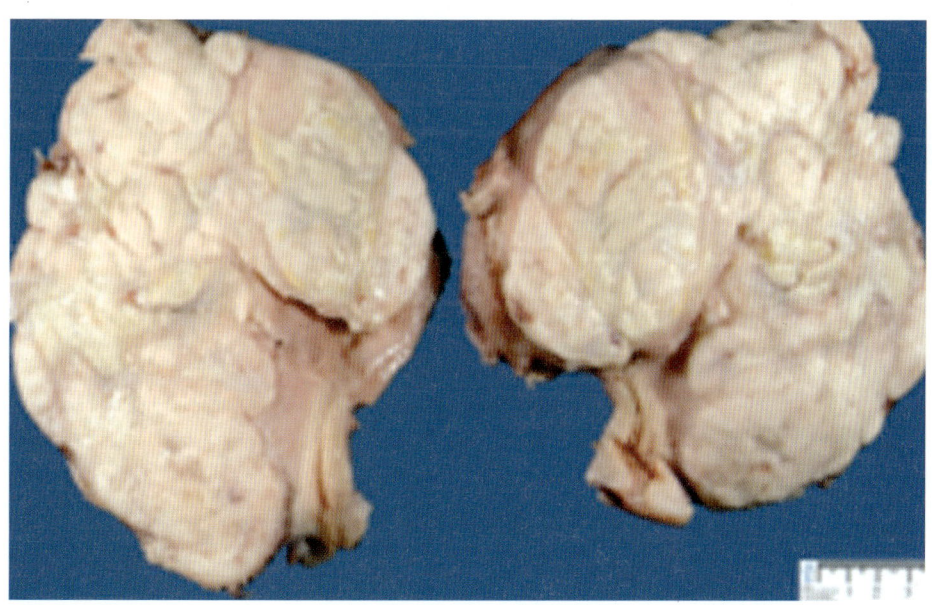

평활근육종의 육안 소견

Part II

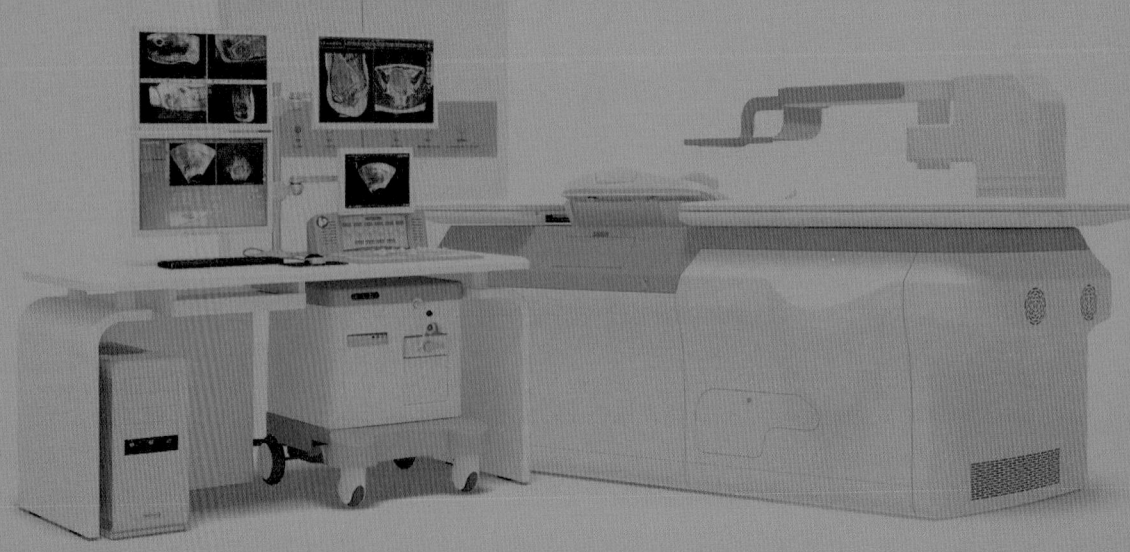

증상과 영향

01 자궁근종의 증상 (Symtoms)　　　30

02 자궁근종과 불임 (Infertility)　　　33

03 자궁근종과 임신 (Pregnancy)　　　38

Part 2
증상과 영향

01 자궁근종의 증상 (Symptoms)

자궁근종의 대표적 증상으로는 우선 월경 과다와 골반통이 가장 흔한데요.

그 외의 흔한 증상으로는 월경 기간이 늘어난다거나, 월경통과 성교통, 골반통 또는 골반 압박감, 허리 통증, 피로감, 변비, 복부 팽만감, 설사 등도 꼽을 수 있어요.

하지만 무증상인 경우도 약 30~50%나 된다고 보고되고 있으니 아무런 증상이 없다고 해서 자궁근종에서 완전히 안심할 수 있는 것은 아니겠죠?

증상이 있는 경우라면 (a)자궁 근종이 자궁 자체에 영향을 미쳐서 발생하는 증상과 (b)근종이 방광이나 직장 등의 주변 장기를 압박하면서 생기는 증상 2가지로 나누어 생각해 볼 수 있는데요.

자궁 자체에 대한 영향으로 발생하는 월경과다와 월경통 등의 증상들은 경구피임약을 비롯해 다양한 호르몬제를 사용하는 방법을 사용하거나 진통제나 지혈제 등의 '대증요법(질병의 원인을 찾기 어려운 상황에서 표면에 나타난 증상만을 가지고 이에 대응하여 치료하는 방법)'을 통해 통증을 완화시킬 수도 있어요.

그러나 근종이 자궁 주변 장기를 압박해서 발생하는 '빈뇨(배뇨 횟수가 비정상적으로 증가한 상태)', '요정체(소변이 나가는 길이 막히거나 배뇨를 관장하는 신경에 이상이 생겨 소변이 배설되지 못하고 체내에 머물고 있는 상태)', 변비 등의 증상이라면 근종의 크기를 감소시키는 약물을 쓰거나 시술적인 방법 또는 수술적 방법이 필요해요.

그렇다면 지금부터 자궁근종의 다양한 증상에 대해 하나씩 자세히 살펴볼까요?

1. 월경 과다

자궁근종의 가장 대표적인 증상은 무엇일까요? 바로 월경과다랍니다.

자궁근종이 있을 경우의 월경과다라면 월경 시 응고된 혈액덩어리들이 빠져 나오는 증상도 많이 발생해요.

그렇지만 미혼 여성의 경우 월경 과다나 월경통의 증상을 그다지 심각하게 생각하지 않아 산부인과 검진을 받지 않고 그래서 자궁근종의 진단이 늦어지는 경우가 많아요.

특히 가임기 여성의 빈혈 중 대부분은 철결핍성 빈혈이고 이 경우 대부분은 월경과다로 인해 발생하는 것임을 감안한다면, 더더욱 미혼여성이라 해서 빈혈을 단순히 빈혈약 복용에만 의존하고 월경과다에 대한 근본적인 치료를 받지 않은 채 시간을 허비한다면 작은 병을 크게 키우는 일이 되지 않을까요?

미혼이라고 해서 자궁근종이 생기지 않는 것은 아니라는 사실, 이제는 아시죠? 미혼여성일지라도 자궁근종에 대한 조기 진단은 정말 중요하답니다.

자궁근종의 위치 별로 보았을 때 점막하 근종의 경우 자궁내막층 바로 아래에 위치해 있어 자궁내막으로 혈관을 노출시킬 수도 있고, 자궁의 연동 운동이나 수축을 방해해 극심한 통증과 출혈을 유발할 뿐만 아니라 매우 심한 월경과다를 보인다고 해요.

물론 자궁 근육층 안에 생기는 '자궁벽 내형근종'의 경우라도 근종이 커지면서 자궁내막 쪽으로 들어오는 경우라면 심한 월경과다 증상을 보일 수 있어요.

2. 월경통

월경통 또한 자궁근종 환자에게서 나타나는 대표적인 증상 중 하나인데요.

흔히 '생리통' 또는 '월경 곤란증'이라고도 이야기하는 월경통은 월경이 시작되기 전부터 통증이 발생하고 월경기간이 지난 후까지 지속되는 양상을 보이는 것을 말해요.

월경할 때마다 주기적으로 아랫배 아픔을 포함해 허리아픔·메스꺼움·구토 그리고 몸이 괴로운 증상 등이 나타난다면 그것이 바로 월경통이에요.

3. 골반 통증

자궁근종 환자의 약 22%의 경우에 복부통증이나 월경 기간이 아닌 시기의 골반통증, 성교시의 통증을 호소하고 있어요.

월경과 관련된 증상뿐만 아니라 그 외의 기간에서 발생하는 통증도 환자를 많이 괴롭히는 증상들이에요.

4. 비정상 질출혈

비정상 질출혈은 특히 점막하 근종일 때 주로 발생해요.

출혈의 정도는 근종이 얼마나 자궁 내강을 침투했는지 그리고 근종이 얼마나 큰지에 따라 다를 수 있지만 근육층에 생기는 '자궁벽내형 근종' 또한 비정상 질출혈을 일으킬 수 있어요.

5. 비뇨기계 증상

자궁근종의 크기가 커지면서 방광을 압박하게 되면 빈뇨나 요정체 현상이 발생할 수 있는데요.

하루에 8회 이상 화장실을 가거나 밤에 자다가 한번 이상 소변을 보기 위해 깬다면 '빈뇨'라 의심할 수 있는데, 특히 취침 중에 깨면 '야간 빈뇨'라고 해요.

하지만 자궁근종의 방광 압박으로 인해 발생하는 **빈뇨의 특성**은 '과민성 방광'으로 인한 빈뇨 증상이나, 야간 빈뇨, 절박뇨(소변을 보고 싶어지면 참지 못하고, 이때 즉시 배뇨하지 않으면 의지와 관계없이 소량의 배뇨가 일어나게 되는 상태), 절박성 요실금 등과는 차이가 분명히 있어요.

사실, 자궁근종으로 인한 비뇨기계 증상에서는 과민성 방광에서 가장 중요한 증상인 절박뇨나 절박성 요실금의 증상은 드물고 야간 빈뇨도 흔하지 않답니다.

자궁근종으로 인한 방광 압박으로 생기는 빈뇨 현상은 환자가 서거나 앉은 자세에서 활동했을 때 자궁이 방광을 누르면서 증상이 발생하는 것이라 주로 낮 시간에만 발생하고, 수면 시 누운 자세에서는 자궁근종이 방광을 압박하는 경우가 상대적으로 줄어들어 야간 빈뇨 현상은 상대적으로 줄어들기 때문이에요.

02 자궁근종과 불임 (Infertility)

Part 2
증상과 영향

자궁근종은 가임기 여성에게 올 수 있는 가장 흔한 양성 종양이기도 하고 통증이나 출혈 등의 증상을 초래하기도 하지만 그 어떤 증상도 없는 경우가 많다고 이야기했지요?

그래서 전에는 자궁근종이 있는지도 몰랐다가 임신을 위해 난임 병원에 와서야 자궁근종을 처음 발견하는 경우가 흔하다고 해요.

"자궁근종과 불임은 분명 어떤 밀접한 관련이 있는 것이 분명할 거야."라고 우리가 막연히 짐작하는 것과는 달리 둘 사이에 명확한 상관관계가 있지는 않아요.

물론 근종이 (a)나팔관을 완전히 막고 있는 경우나, (b)커다란 점막하 근종이 있는 경우라면 근종이 직접적인 불임의 원인이 될 수도 있겠죠.

이 경우에는 치료를 통해 임신 가능성을 분명히 높일 수 있겠지만, 최소한 근거 중심 의학에서는 "자궁근종은 불임의 원인과 큰 관계가 없으며 자궁근종 수술이 임신율을 향상시키는 지에 대한 여부 역시 명확하지 않다"고 설명하고 있어요.

비록 명백하게 정의할 수는 없다 해도 자궁근종과 불임 사이에 어떤 상관관계가 있는지 이번 장에서 살펴보도록 하겠습니다.

1. 자궁근종이 임신에 미치는 영향

불임 여성에서 자궁근종의 유병률은 약 5~10%가량이라고 해요. 10명 중 1명, 또는 20명 중 1명이라면 결코 낮은 수치는 아니라고 할 수 있겠죠?

그렇지만 여타의 다른 불임 원인들을 제외했을 때 자궁근종이 불임의 직접적인 원인이 될 가능성은 단지 1~2%에 불과하답니다.

냉정히 살펴보면 어차피 자궁근종과 불임은 둘 다 '나이'라는 요소와 밀접한 관련이 있기 때문에 나이로 인해 생식력이 저하되는 점이 자궁근종의 불임에 대한 영향을 더욱 크게 부각시키는 것일 수도 있다는 합리적 의심이 들어요.

그렇지만 이러한 막연한 의심도, 향후 자궁근종을 진단하는 영상장비가 발달하게 되고, 결혼 연령이 점차 증가하게 된다면 그 상관관계의 비율이 더욱 증가하지 않을까 생각됩니다.

<u>자궁근종이 여성의 생식력에 부정적인 영향을 미칠 수 있는 경우</u>는 근종으로 의해 (a)자궁강[자궁 속의 빈 곳]의 모양이 변형되거나 (b)정자나 배아의 이동 경로가 방해 받거나 더 나아가 막히는 경우 등 해부학적인 이상을 초래할 때 직접적으로 임신을 방해할 수 있다고 보고 있어요.

특히 자궁강이나 자궁내막의 변형은 착상에 매우 중요한 요인이기 때문에 단순히 근종의 유무와는 별개로 이러한 요소의 여부를 파악하는 것은 임신을 위해 그리고 불임의 원인을 파악하기 위해 무엇보다 중요해요.

자궁근종이 생식력에 미치는 영향에 대한 최근 메타분석 결과를 살펴보면 <u>점막하 근종의 경우 60~70%의 임신율 감소를 초래하고, 유산도 약 2~3배 증가하는</u> 것으로 나타났어요.

그리고 근층 내 근종 또한 20~30%의 임신율 감소를 보였고 유산 역시 적은 비율이지만 증가하는 것으로 확인되었답니다.

게다가 <u>자궁근종이 2개 이상이고 크기가 3cm 이상이라면 유의미한 임신율 저하가 관찰되고, 근층 내 근종의 경우에도 크기와 개수에 따라 임신을 저하시키는 것으로 파악하고 있어요.</u>

자, 쉽게 정리해보면 <u>(a)자궁근종은 위치·크기·개수에 따라 임신에 미치는 영향은 차이가 있고 (b)점막하 근종인 경우 임신율을 저하시키지만 (c)장막하 근종은 별다른 영향이 없다고 보면 되겠습니다.</u>

또한 <u>근층 내 근종이라면 4~5cm 이상인지, 여러 개인지, 자궁강의 모양을 변형시키는지에 따라</u> 임신에 미치는 영향은 다양하다고 할 수 있지요.

2. 자궁근종의 치료와 임신율

이렇게 자궁근종은 임신에 나쁜 영향을 미칠 수도 있다는데, 임신율을 높이기 위해서 무조건 근종을 제거해야만 할까요? 근종을 완전히 제거하는 것 이외의 다른 치료는 없을까요?

이 질문에 답하기 위해 근층 내 근종이 있는 불임여성을 대상으로 임신율 향상을 위해 제거 수술을 시행할 것인지 판단하는 데는 논란의 여지가 있어요.

왜냐하면 근층 내 근종이 불임의 원인이 된다는 연구 결과를 보면 "반드시 자궁근종을 수술로 제거해야만 임신 가능성이 높아진다"는 결론을 도출시키는 지에 관해서는 누구도 정확하게 이야기할 수가 없기 때문이지요.

그러나, 메타 분석 결과에서 근증 내 근종의 절제술이 임신율이나 유산율 등에 유의미한 영향력을 미치지 않았지만 점막하 근종의 근종 절제술은 임신율을 약 2배 가량 향상시키는 데 기여하는 것으로 나타났답니다.

그도 그럴 것이 앞서도 설명했듯이 점막하 근종이 근층 내 근종보다 임신에 더 큰 영향을 미치기 때문에 치료를 하면 좀 더 확실한 임신율의 향상을 보는 것은 당연한 결과겠죠?

불임 여성에서 자궁근종의 치료는 ▲나이 ▲난소의 기능 ▲산과력 ▲불임 기간 ▲다른 불임 요소 ▲자궁근종의 위치·크기·수·치료가 요구되는지 등을 고려하여 환자별로 개별화하여 접근하는 것이 중요해요

1) 수술적 치료 후 임신

자궁근종 절제술을 시행한 여성과 시행하지 않은 여성을 비교했을 때 점막하 근종의 수술 후 체외수정(시험관) 주기에서 임신율을 살펴보면 수술을 시행한 여성에서 임신율이 높아요.

그리고 자궁근종이 없는 불임 여성과의 비교에서는 임신율에 큰 차이는 없는 것으로 관찰되었어요.

이를 다른 말로 정리하자면 "점막하 근종을 수술하게 되면 근종이 없는 여성과 동등하게 임신에 효과적"이라는 이야기랍니다.

2) 비수술적 치료 후 임신

단도직입적으로 이야기하자면 안타깝게도 임신을 희망하는 여성에게 권할 수 있는 비수술적 자궁

근종 치료는 없어요.

우선 색전 물질을 주입하여 근종으로 가는 자궁 동맥을 차단하는 시술인 자궁 동맥 색전술은 근종에 의한 증상이 있지만 자궁보전을 희망하는 여성에게 주로 사용되는 비수술적 치료법이에요.

그러나 대부분의 학회에서는 향후 임신을 원하는 여성에게는 자궁 동맥 색전술은 금기로 하고 있어요. 왜 그럴까요?

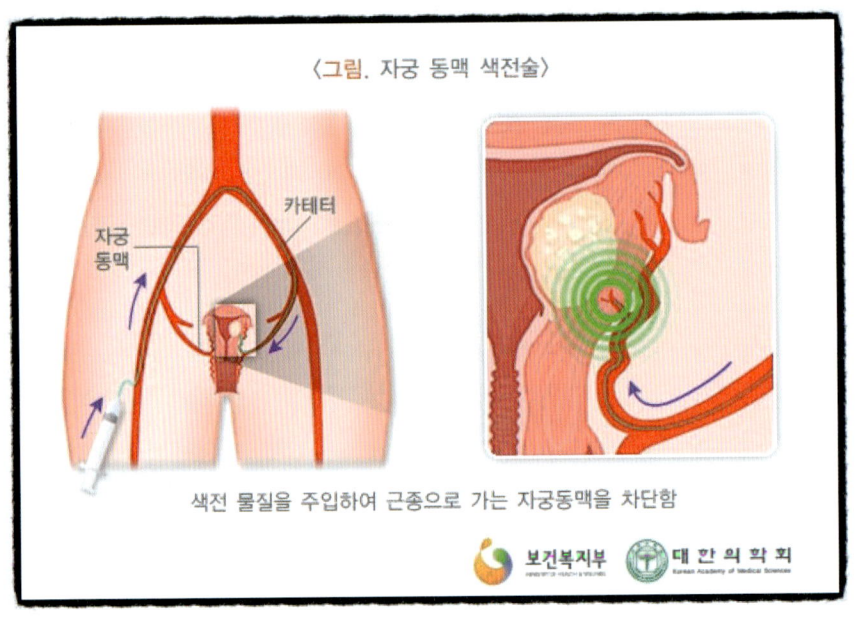

자궁 동맥 색전술 시술 후 약 90%에서 자궁근종이 사라지고, 종양 크기는 25~70% 가량 줄어든다는 학계 보고가 있음. 그러나 근종이 커지는 재발의 가능성 존재함

4cm이상의 근층 사이근종이 있고 향후 임신을 원하는 121명의 여성을 대상으로 색전술과 근종 절제술을 비교한 무작위 대조군 연구에서 임신율과 유산율 모두 근종 절제술이 유리하게 나타났죠.

물론 자궁 동맥 색전술 후 임신한 증례 분석에서 안전한 출산을 보고한 사례도 많았지만, 향후 임신을 원하는 여성에게 색전술을 권할 만큼의 근거로는 부족한 상황이에요.

최근에는 비수술적 치료 중 '고강도 초음파 집속술(하이푸, HIFU)'에 대한 관심이 증가하고 있는데요. 2017년 영국 산부인과학회지에 보고된 바에 따르면 중국 내 20개의 병원에서 2,411명의 자궁근종 환자를 대상으로 한 치료에서 하이푸 치료와 수술적 치료를 비교한 결과 하이푸 치료가 부작용은 적으면서 삶의 질이 더욱 빠르게 향상되었어요.

그렇지만 이번 결과에도 임신을 희망하는 여성은 제외되었기에 향후 임신을 원하는 여성을 대상으로 한 안전성은 아직 검증되지 않은 상태랍니다.

미국 FDA는 2015년에 "가임력 유지를 원하는 경우에도 하이푸 시술을 고려할 수 있다"고 발표하긴 했지만, 대한 산부인과학회에서는 2019년에 향후 "임신을 원하는 여성에게 하이푸 시술은 상대적 금기한다"로 가이드라인을 발표한 바가 있어요.

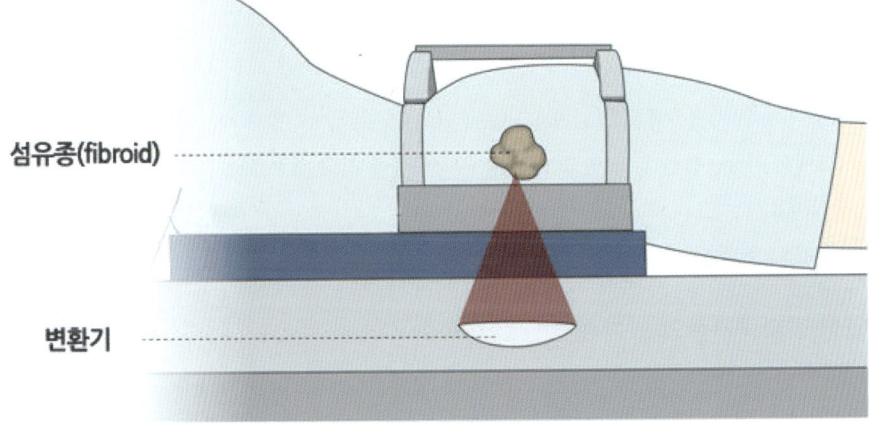

고강도 초음파 집속술 임신을 위한 여성을 대상으로 한 안전성은 아직 검증되지 않음

따라서 자궁근종 치료에 앞서 우선 (a)불임의 원인이 되는 다른 요소가 있는지, (b)자궁근종이 임신에 영향을 미치고 있는지, (c)근종 절제로 임신율이 향상될 수 있는지를 면밀히 따져보는 것이 중요한데요.

점막하 자궁근종의 경우 '자궁경(질 확대경)'을 이용한 근종 절제 치료가 임신율 향상에 도움이 될 가능성이 높기 때문에 이 경우에는 적극적으로 수술을 권하고 있답니다.

Part 2 증상과 영향

03 자궁근종과 임신 (Pregnancy)

자궁근종은 가임기 여성에게 불임이나 난임, 또는 유산을 초래하여 임신을 어렵게 할 수 있고 때로는 임신 중에 여러 가지 합병증을 유발할 수 있어요.

그래서 임신 전에 자궁근종이 발견되었거나 근종이 임신을 방해하는 경우의 환자라면 어떤 치료 방법을 선택해야 할지 고민을 해보아야 해요.

이번 장에서는 자궁근종과 임신의 연관 관계에 대해 좀 더 구체적으로 확인해 보도록 할게요.

1. 임신 중 자궁근종의 유병률

여성이 임신 중에 자궁근종을 갖고 있는 빈도는 1.6~1.8%이며, 35세 이상인 경우 비임신 여성의 40~60%에서 자궁근종을 갖고 있고 임신 중 자궁근종을 갖고 있을 확률은 임신부의 나이와 비례하여 증가해요.

2. 임신과 자궁근종의 크기 변화

임신을 하게 되면 에스트로겐과 프로게스테론 호르몬이 증가하게 되고 자궁 동맥의 혈액량 또한 증가하여 자궁근종이 커지는 것으로 추정하고 있어요.

그 동안 발표된 논문을 보면 임신 중 자궁근종의 50~60%는 크기 변화가 없고, 22~32%에서는 크기가 증가했으며, 8~27%에서는 그 크기가 감소한 것으로 나타났어요.

3. 임신 중 자궁근종으로 인한 증상

임신 중에는 자궁근종의 증상 중 대부분이 나타나지 않아요.

보통 임신 중에 자궁근종이 있다면 다른 증상 없이 통증만 나타나는 경우가 가장 흔하고, 근종 크기가 5cm를 초과하는 경우에는 더더욱 이런 현상을 자주 볼 수 있어요.

4. 임신 중 자궁근종으로 인한 합병증

흔히들 자궁근종이 임신과 그 예후에 영향을 미치지 않을까 생각하시죠? 그렇지만 대다수의 경우 임신 중 합병증은 발생하지 않아요.

물론 임신 중 자궁근종이 유발할 수 있는 합병증으로는 통증을 동반한 이차 변성이 가장 흔해요. 그밖에 유산이나 조기 진통 · 조산 · 비정상 태아 위치 · 태반 조기 박리 등이 있을 수 있지만 이에 대한 빈도는 낮답니다.

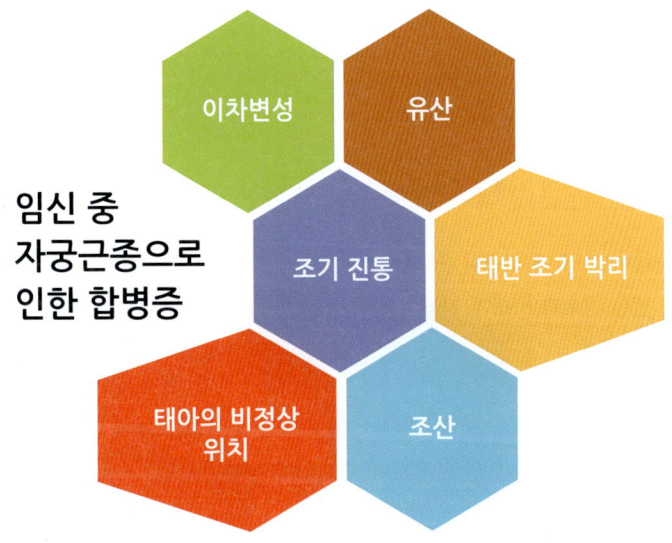

임신 중 자궁근종으로 인한 합병증 대다수의 경우 임신 중 합병증의 발생 빈도는 낮음

1) 이차 변성 또는 염전(꼬임)

자궁근종이 빠르게 자라면서 근종에 혈액공급이 부족해지면, 괴사가 일어나게 되요. 이러한 경우 근종의 내부를 관찰해 보면 붉은 색을 띠고 있어 '적색 변성'이라고 불러요.

이렇게 적색 변성이 발생하게 되면 동물에서 혈관을 확장시키는 등의 다양한 효과를 지닌 생리 활성 물질인 '프로스타글란딘' 분비를 증가시켜 통증이나 자궁 수축을 유발할 수 있어요.

2) 유산

자궁근종이 있는 임신부의 유산 확률은 근종이 없는 임산부의 2배 정도에요.

유산의 빈도는 점막하 근종의 크기와 관계가 있다기 보다는 그 개수와 연관이 있는데, 근종 개수가 많으면 유산의 확률이 증가한답니다.

반면 근층 내 근종이 유산에 미치는 영향에 관해서는 아직 여전히 논란이 많은 상태이기도 하지만, "장막하 근종이나 유경근종의 경우 임신 초기라면 유산에 영향을 미치지 않는다"고 학계는 보고 있어요.

3) 조기 양막 파열 · 조기 진통 · 조산

자궁근종이 있는 경우 조기 진통의 위험성은 1.9배, 조산의 위험성은 1.5배 증가해요.

특히 (a)자궁근종이 여러 개 있거나 (b)태반이 근종 가까이 또는 근종 위에 위치한 경우 (c)근종의 크기가 5cm가 넘는 경우라면 조기 진통의 위험성은 비례적으로 증가한답니다.

그리고 임신 중 자궁근종이 있으면 "임신 주수와 상관없이 진통 전에 양막이 파수되는 조기 양막 파열의 위험성 또한 증가하지 않을까요?"에 대해 추정은 충분히 가능하지만 이 역시 뒷받침할만한 근거가 부족하고 논문 저자들 또한 각기 주장이 다른 상황이에요.

4) 태아 위치 이상

태아 위치 이상은 자궁 내에서 태아의 위치가 잘못된 것을 칭하는데, 자궁근종이 있는 경우 그 확률이 1.5배 증가해요.

태아 위치 이상의 가능성은 ▲다태아 임신 ▲근종의 크기가 10cm 초과 ▲점막하 근종 또는 근종이 자궁의 하절부에 위치한 경우 특히 높아져요.

5) 전치 태반

전치 태반이란 태반의 위치가 정상적인 위치가 아니라 비정상적으로 자궁경부의 안쪽을 완전히 또는 부분적으로 덮고 있거나 자궁경부와 태반이 매우 가까이 위치한 경우를 말해요.

자궁근종과 전치 태반과의 관계를 분석한 논문에서는 "근종이 있는 경우 전치 태반 가능성이 약 2~3배 증가한다"고 하네요.

그러나 전치 태반의 원인이 워낙 다양하기 때문에 이를 충분히 고려하여 분석한 논문은 많지 않아요. 따라서 전치 태반과 자궁근종의 절대적 연관성에 대해서 명백한 정의를 내릴 수는 없어요.

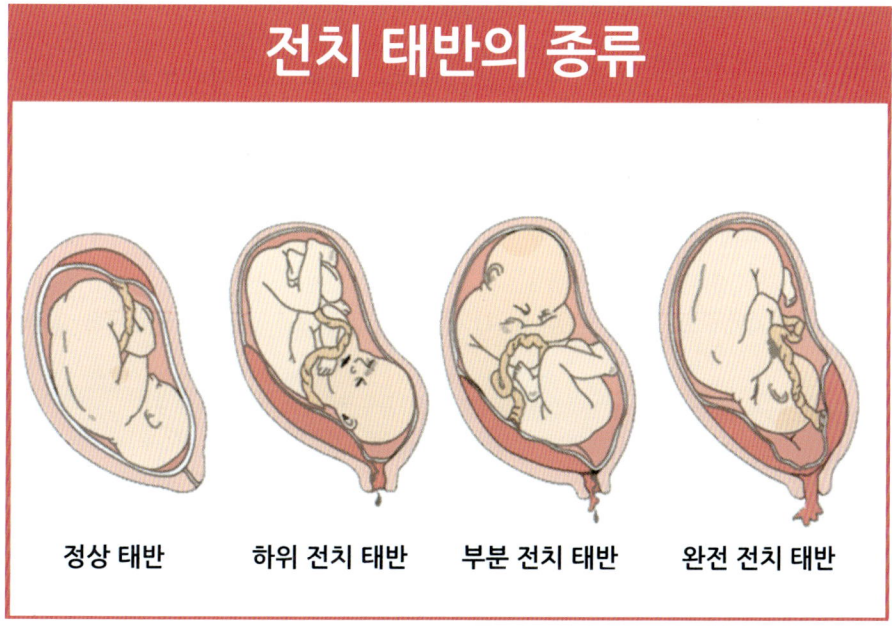

전치 태반의 종류 근종과 전치 태반의 절대적 연관성에 대한 정의는 불분명함

6) 태반 조기 박리

태반 조기 박리란 태아가 분만되지 않은 상태에서 태반이 자궁의 부착 부위로부터 일부 또는 전부 분리되는 현상을 말하는데요. 임신 중 근종으로 인한 출혈이나 조기 박리의 위험성은 3배 정도 증

가하게 돼요.

특히 (a)태반이 근종 위에 위치하면서 근종의 직경이 7~8cm 이상으로 큰 경우 (b)점막하 근종이면서 태반이 그 위에 있는 경우는 조기 박리 위험성의 가능성이 높아져요.

근종이 태반 위에 있을 때 태반 조기 박리의 가능성이 증가하는 이유에 대해서는 근종으로 인한 태반의 혈류 교환 방해로 인해 기인하지 않을까 정도로만 추정하고 있어요.

7) 제왕절개 수술 및 산후 출혈

임신 중 근종이 자궁 하절부에 있는 경우 제왕절개 수술률이 증가하게 되는데요.

그 외에 제왕절개 수술을 선택하는 이유로는 자궁근종으로 인한 ▲태아 위치 이상 ▲물리적 산도 폐쇄 ▲분만 진통 장애 ▲태반 조기 박리 등이 연관이 있지만, 자궁근종이라고 해서 무조건적으로 제왕절개 수술 가능성이 증가한다고 명확하게 밝힌 논문은 없답니다.

그리고, 여러 논문에서 (a)자궁근종이 3cm를 초과하거나 (b)태반 아래에 근종이 있거나 (c)제왕절개 수술을 한 경우 산후 출혈이 증가한다는 주장을 찾을 수 있지만 반대로 임신 중 자궁근종이 산후 출혈을 증가시키지 않는다는 주장도 있다니 이 또한 상관 관계를 딱 떨어지게 규정하기는 어렵겠죠?

5. 임신 전 또는 임신 중 자궁근종 처치

1) 임신 전 자궁근종 치료

임신 전에 자궁근종이 발견되어 치료 방법에 대해 결정할 때는 다양한 개인별 상황을 고려하여 신중하게 결정해야 해요.

이때 염두에 두어야 할 사항은 ▲환자의 나이 ▲병력과 증상 ▲근종의 크기와 위치 ▲임신 예상 시기 또는 임신 시도 기간 등이랍니다.

임신 전에 자궁근종 절제술을 하는 것이 임신 확률을 높이거나 임신 유지나 분만 그리고 신생아 예후에 긍정적인 결과를 준다는 연구결과는 아직 없어요.

2) 임신 중 또는 분만 시 자궁근종 치료

임신 중 근종이 합병증을 일으켜 응급수술이 필요한 경우를 제외하고 "임신 중 자궁근종은 치료를 연기하는 것이 좋다"는 의견이 보편적이에요.

그 이유를 살펴보자면 우선 (a)임신 중 자궁근종에 의한 합병증은 드물고, 오히려 (b)치료가 출혈이나 유산·조기 진통·자궁 파열과 같은 심각한 합병증을 유발할 가능성이 있기 때문이에요.

제왕절개 분만 시 근종 절제술의 장단점은 논문 저자에 따라 차이가 있는데요.

어떤 논문에서는 "제왕절개 수술 시 근종 절제술을 한 경우 수혈 가능성은 증가할 수 있지만, 자궁 절제술이나 근종 절제술로 인해 심각한 합병증이 발생할 가능성은 증가하지 않는다"고 보았어요.

그리고 또 다른 논문에서는 "근종의 개수가 아주 많거나 근종이 심각하게 큰 경우를 제외하고 제왕절개 수술 중 근종 절제술을 시행한 군과 그대로 관찰한 군에서 수혈률이나 자궁 절제술 가능성 등의 합병증에서는 별다른 차이가 없다"고 보았답니다.

3) 근종으로 인한 통증

임신부가 근종으로 인한 통증을 호소하는 경우 입원 치료가 필요할 수도 있어요.

그러나 입원 치료에 앞서 근종으로 인해 발생하는 통증에 대한 주된 첫 치료 방법은 흔히 타이레놀 계열로 알고 있는 '아세트아미노펜(acetaminophen)'를 투여하는 것이에요.

그리고 아세트아미노펜이 효과가 없는 경우 마약성 진통제인 '오피오이드(opioids)'를 단기간 사용할 수도 있는데요. 오피오이드는 예전에 모르핀으로 유명했지만 지금은 옥시코돈, 하이드로코돈, 하이드로몰폰, 펜타닐, 트라마돌, 메타돈 등이 다양하게 있답니다.

그밖에 아스피린과 함께 비 스테로이드성 소염 진통제인 '이부프로펜(ibuprofen)' 또는 류머티즘 관절염이나 통풍 치료에 특히 효과적으로 염증에 강한 작용을 하는 소염 진통제인 '인도메타신(indomethacin)'도 효과가 있어요.

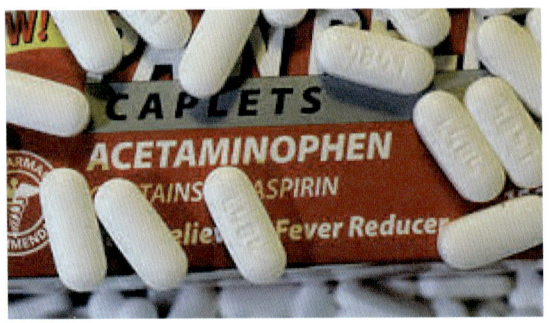

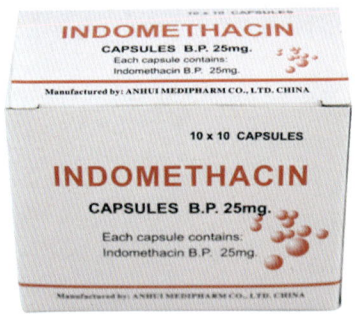 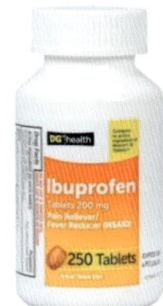

때로는 애드빌 등으로 잘 알고 있는 '비 스테로이드 소염제(NASIDs)'를 48시간 이내 사용할 수도 있지만 임신 32주 이후에는 사용하지 않는 것이 좋아요.

왜냐하면 이 약은 태아의 대동맥과 폐동맥을 연결하는 '혈관 동맥관(ductus arteriosus)'을 조기 폐쇄시킬 수 있고 이로 인해 신생아 폐 고혈압(neonatal pulmonary hypertension), 양수 과소 증, 그리고 태아 또는 신생아의 혈소판 기능 장애를 초래할 수 있기 때문이에요.

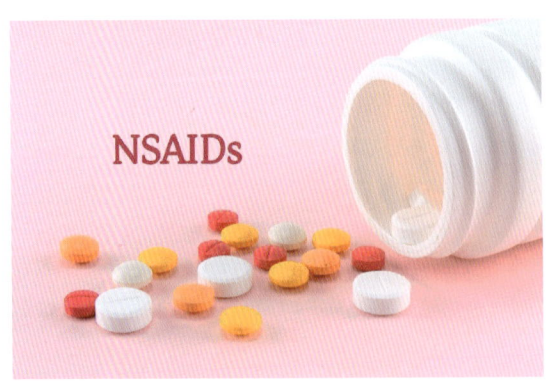

비 스테로이드 소염제(NASIDs)
혈관 동맥관 조기 폐쇄 등의 부작용으로
인해 임신 32주 사용을 금함

4) 분만 방법

자궁근종이 있는 대부분의 임신부는 자연 분만이 가능하기에 당연히 자연 분만을 시도하게 됩니다.

하지만 이전에 자궁근종의 치료를 받았던 적이 있는 산모라면 진통 중 자궁 파열의 위험성으로 인해 '선택 제왕절개 수술(elective cesarean section)'을 고려할 수 있어요.

미국 산부인과학회의 2013년 권고안을 보면 "자궁근종이 있는 임신부에서 제왕절개 수술을 선택하였다면 수술 시기는 임신 37주 0일부터 38주 6일 사이가 바람직하다"고 조언하고 있어요.

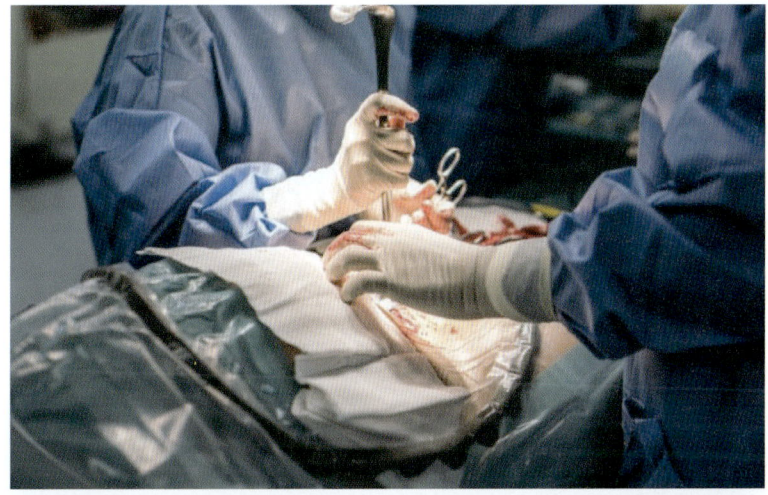

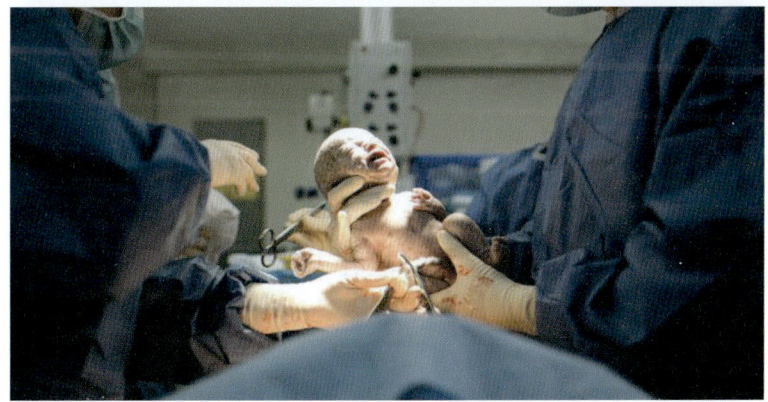

Part

III

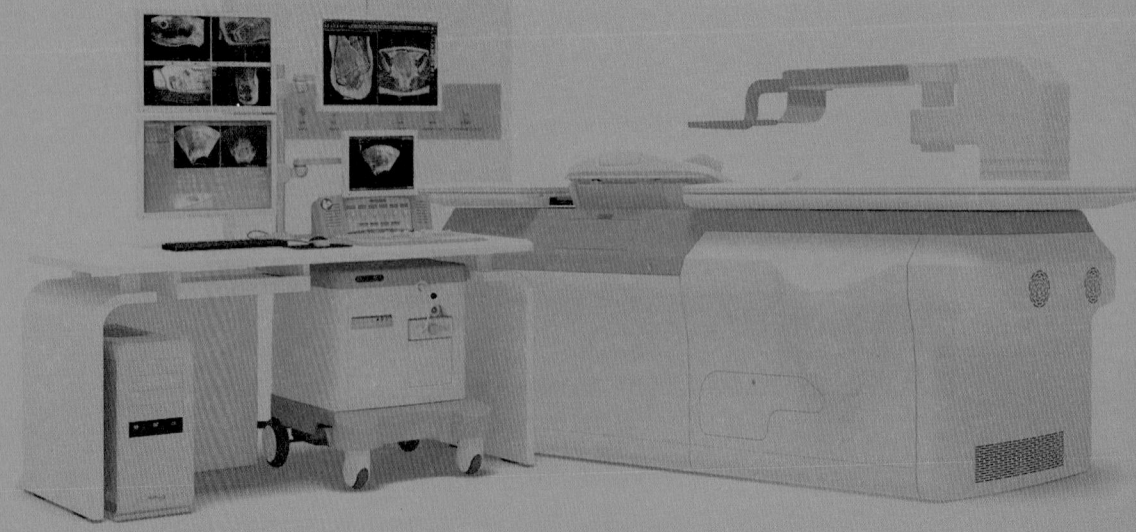

진단

01 영상학적 진단 (Imaging Diagnosis)   48

02 다른 질환 (Differential Diagnosis)   61

01 영상학적 진단 (Imaging Diagnosis)

자궁근종을 진단하는 영상학적 진단 방법에는 초음파 검사와 전산화 단층촬영, 자기 공명 영상의 방법이 있어요.

각 방법은 저마다 특징이 다르고 진단 방법에 따라 각기 다른 장점과 단점을 지니고 있기 때문에 이번 장에서는 자궁근종의 영상학적 진단법에 대해 자세히 살펴보도록 하겠습니다.

1. 초음파 검사(Ultrasonography)

초음파 검사는 우리가 들을 수 있는 소리보다 주파수가 큰 음파를 인체 내부로 전파시켰을 때 체내 연조직에서 반사된 음파로 얻어진 반사 영상을 이용한 검사를 말해요.

이러한 초음파 검사는 일반적으로 자궁근종을 평가하는 일차적 영상 기법으로 사용되고 있어요.

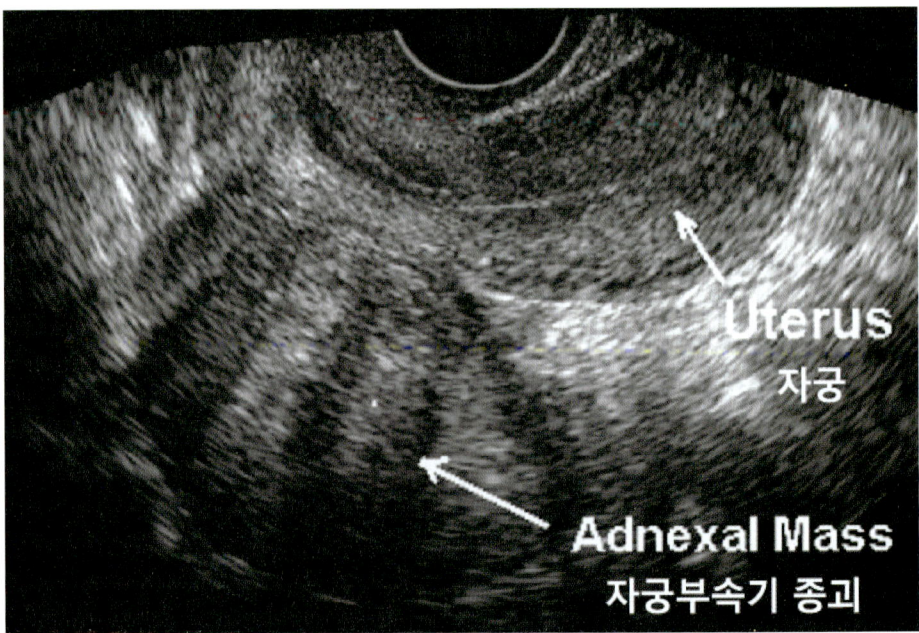

자궁근종의 초음파 소견으로는 경계가 분명하고, 내부가 균질하거나 혹은 비균질한 저에코성 종괴(덩어리)가 커진 자궁이 보여요.

그러나 초음파 검사의 경우는 ▲환자의 체형 ▲공존하는 자궁 질환이나 기형 ▲자궁의 위치 ▲근종의 크기 또는 위치에 따라 영향을 받으므로 자궁근종을 충분히 평가하는 데에는 여러 제한점이 있어요.

다음은 실제 초음파 검사 소견에 대한 샘플 이미지입니다.

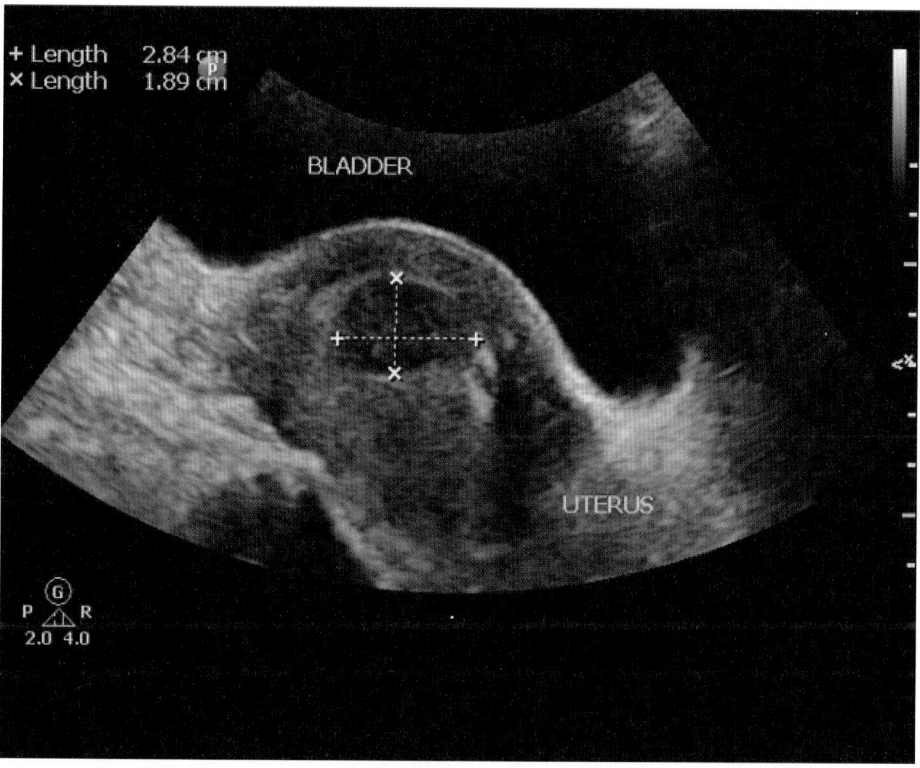

초음파 검사 소견

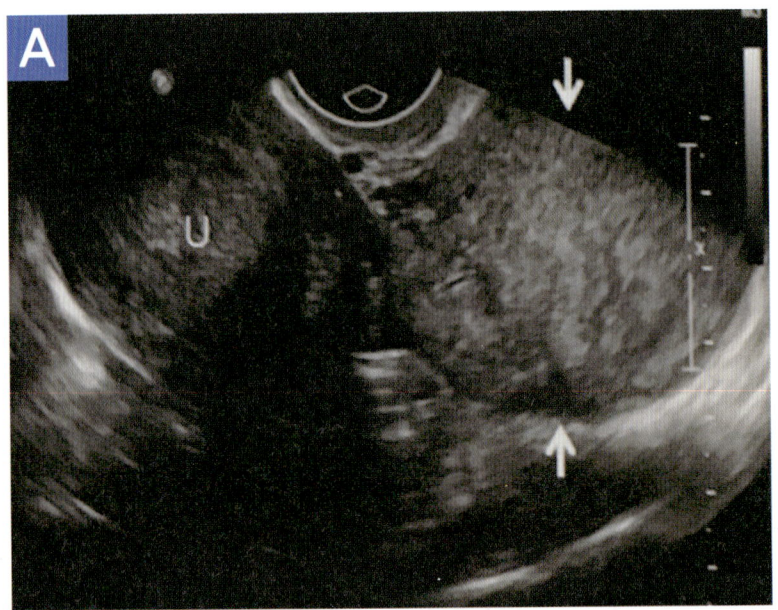

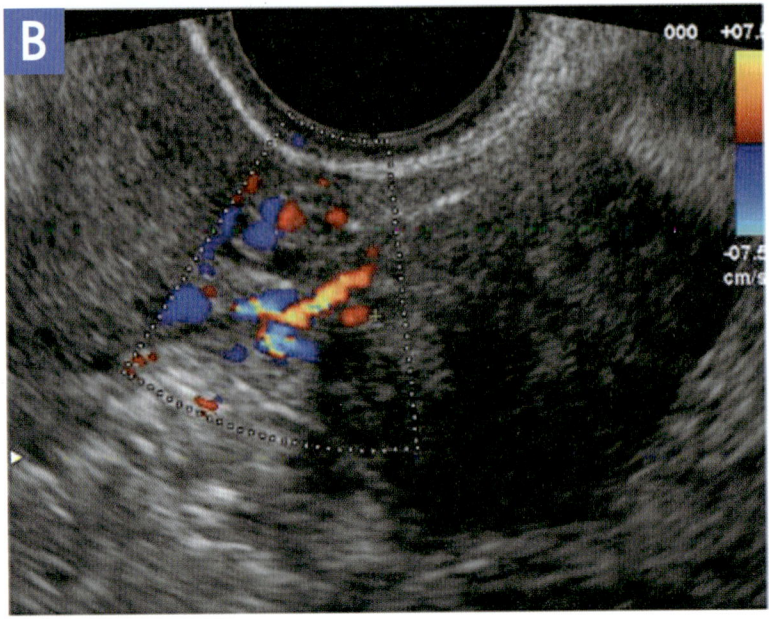

장막하 자궁근종의 질 초음파 검사 소견들

2. 전산화 단층촬영(CT, Computed Tomography)

자궁근종의 가장 흔한 전산화 단층촬영은 X선을 이용하여 인체의 횡단면 상의 영상을 획득하여 진단에 이용하는 검사를 말하는데요.

CT 소견으로는 크기가 커진 자궁과 자궁 윤곽의 변형을 확인할 수 있어요.

변형이 이루어지지 않은 자궁근종은 영상의 명료도를 증가시키는 조영 증강 전과 후에 시행한 CT 촬영 모두에서 자궁근의 조영 감쇠 정도가 같게 확인되었어요.

그리고 자궁근종의 석회화는 CT 촬영에서 잘 보이지만 자주 나타나는 소견은 아니에요.

그러나 수술 전 평가에서는 해상도와 연부 조직과의 대조도 차이로 인해 CT 촬영만으로는 충분하지 않다는 단점이 있어요.

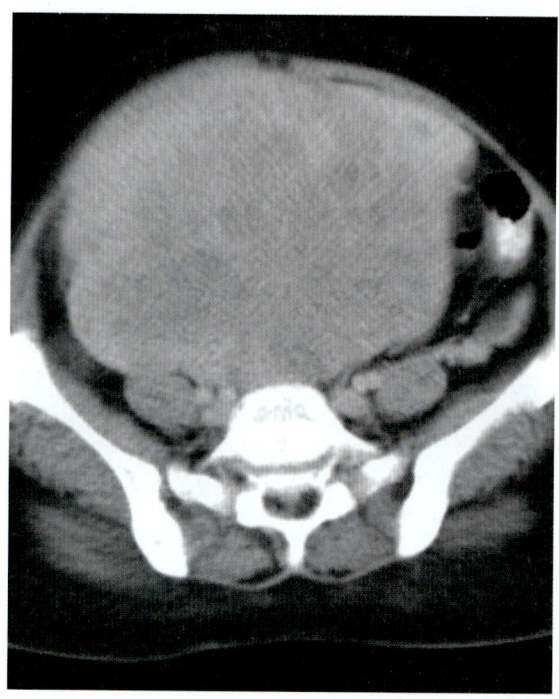

전산화 단층촬영에서 보이는 장막하와 근층 내 근종

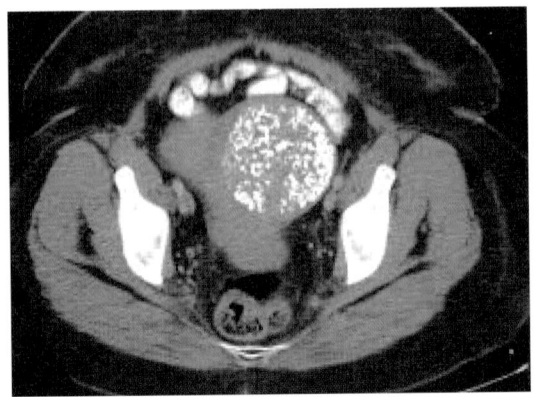

전산화 단층촬영에서 석회화(화살표)를 보이는 자궁근종

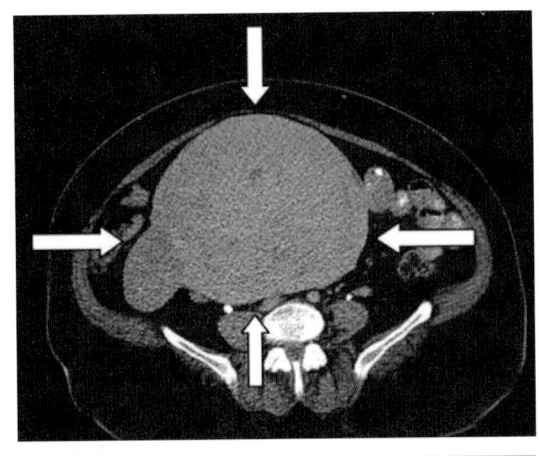

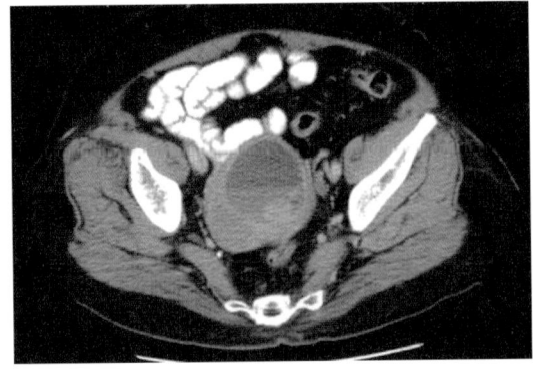

CT 촬영으로 확인되는 자궁근종의 모습

3. 자기 공명 영상(MRI, Magnetic Resonance Imaging)

자기 공명 영상은 강한 자기장 내에서 인체에 고주파를 전사해서 반향되는 전자기파를 측정함으로써 영상을 얻어 질병을 진단하는 검사하는 것으로, 촬영 장치에 인체를 넣고 고주파를 발생시키면 신체의 수소 원자핵이 공명하는 방식이에요.

MRI는 일반 방사선 검사(x-ray)나 전산화 단층촬영(CT)과 비교하여 방사선 피폭이 없고, 영상 대조도 및 해상도가 '연부 조직(힘줄, 혈관 따위와 같이 신체에서 단단한 정도가 낮은 특성을 지닌 조직)'과 뇌 검사에 뛰어난 장점을 가지고 있어요.

그리고 탁월한 연부 조직 대조도를 가지며, 다면영상을 확인할 수 있기 때문에 자궁근종을 발견하고 위치를 평가하는 데 가장 정확한 영상기법이에요.

뿐만 아니라 수술 전 계획을 세우거나 내과적 약물 치료에 대한 반응을 평가하는 데도 효과적인 역할을 할 수 있어요.

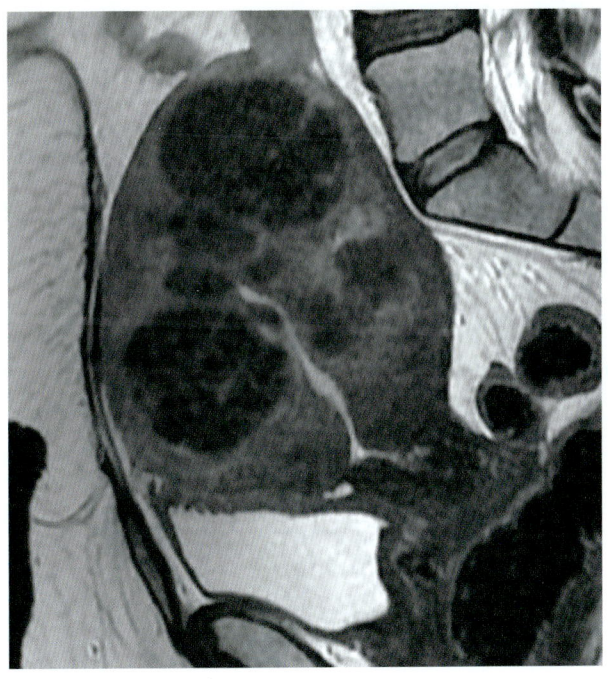

MRI로 확인되는 거대 자궁근종

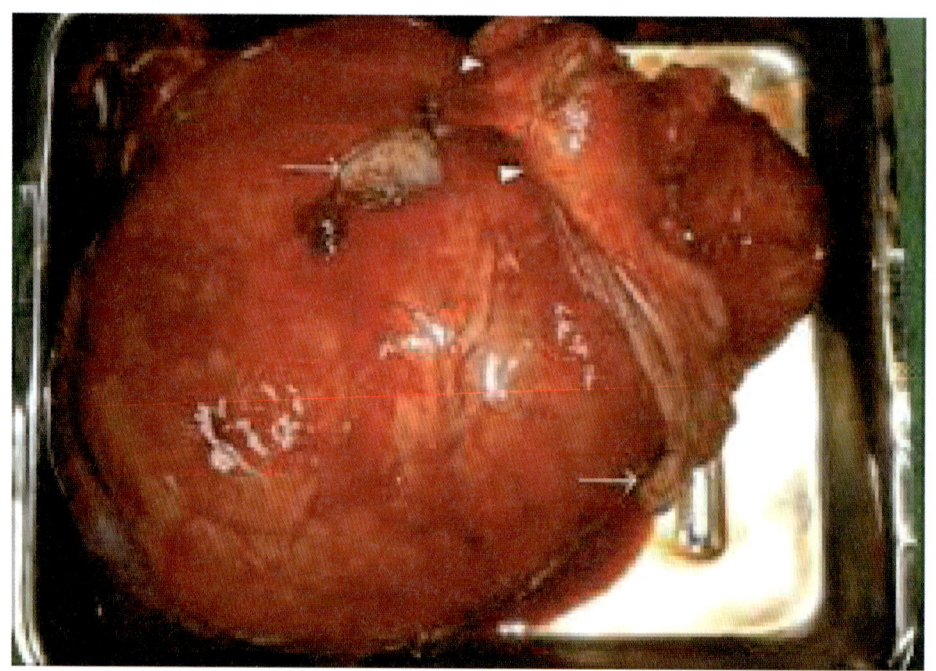

수술 후 근종의 모습

T1이란 '종축 이완 시간(longitudinal relaxation time)'으로서 고주파를 가한 후 원래의 축으로 돌아가는 데 걸리는 시간을 의미하는데 고주파를 반복해서 가하는 시간 사이의 간격인 반복 시간(repetition time/RT)이 짧을수록 강조되어 나타나요.

그리고 T2란 '횡축 이완 시간(transverse relaxation time)'으로서 고주파를 가한 후 수소 원자들이 서로 부딪치면서 원래의 축과는 다른 방향으로 돌아가는 데 걸리는 시간을 말하며, 반복 시간이 길수록 강조되어 나타납니다.

변성이 이루어지지 않은 자궁근종은 T1, T2 강조 영상 모두에서 저 신호 강도를 보이는 경계가 명확하고 내부는 균질한 국소 원형 종괴로 나타나요.

그리고 변성이 이루어진 근종이나 근종의 특이한 아형들은 자기 공명 연상에서 다양한 양상으로 보이게 돼요.

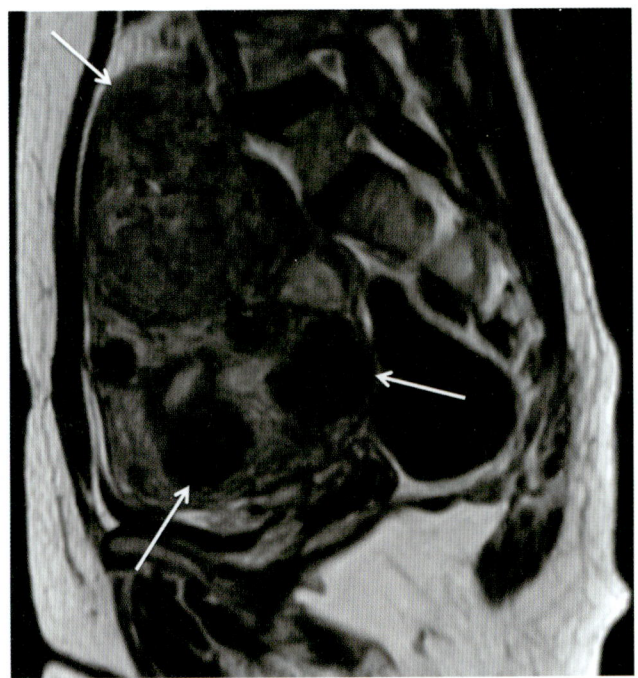

자궁근종의 전형적인 MRI 소견

4. 자궁근종 변성의 영상 소견

1) 유리질 변성(Hyaline Degeneration)

콜라겐 섬유가 그 구조를 잃고 유리 모양을 띠는 상태를 하고 있는 유리질 변성은 전체 자궁근종 변성 중 약 60% 이상을 차지하는 자궁근종의 가장 흔한 변성이에요.

이는 자궁근종 내에 국소적으로 나타나기도 하지만 자궁 안에 쫙 퍼져서 나타나는 경우가 더욱 흔하답니다.

유리질 변성은 병리적으로 균질한 '호산성판(백혈구 세포 중 하나)'이 세포외 공간에 침착되고, 평활근이 국소적이나 광범위하게 대체되었다는 것을 의미하는데요.

광범위한 유리질 변성으로 인해 T2강조영상에서 전형적인 저 신호 강도를 보이게 됩니다.

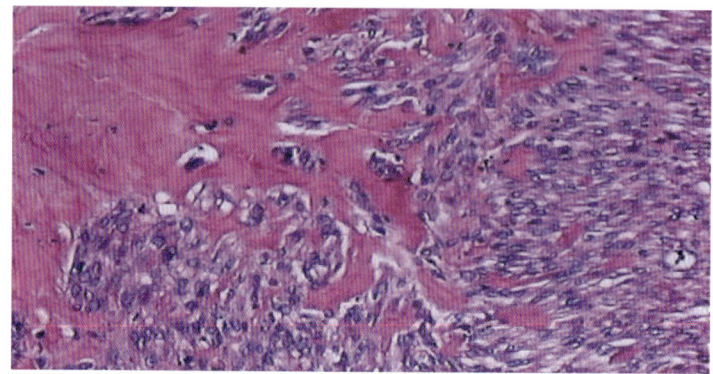

유리질 변성을 동반한 자궁근종의 현미경 소견

2) 점액 변성(Myxoid Degeneration)

점액 변성이란 점액이 지나치게 많이 나오거나, 나오지 않아야 할 곳에서 점액이 나타나는 경우를 의미하는데 이는 자궁근종 내부에 '점액 다당류(mucopolysaccharide, 프로테오글리칸류에서 얻어지는 단백질 다당류 복합체를 일반적으로 이르는 말)'를 포함하는 아교질(혹은 콜라젠) 부위가 존재하고 있는 경우를 의미합니다.

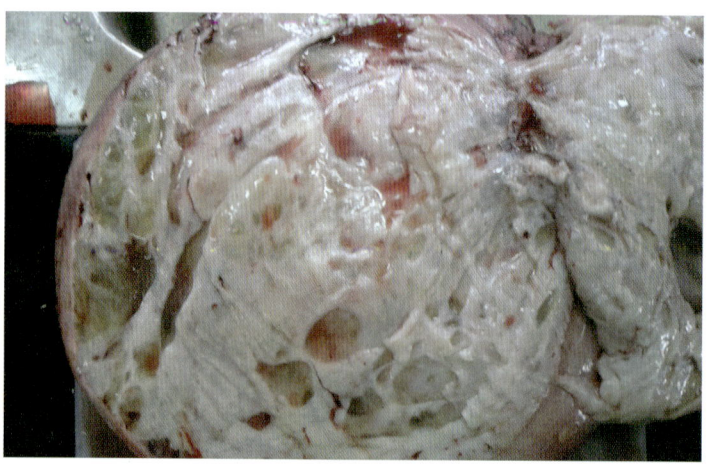

점액 변성을 동반한 자궁근종 단면

점액 변성은 조직학적으로 양성이지만, 광범위한 점액 변성이 있는 경우 악성종양인 점액성 평활근육종과 조직학적으로 유사하기 때문에 흔히 혼동되기도 해요.

점액 변성이 이루어진 영역은 T2 강조 영상에서 높은 신호 강도를 보이며 조영 증강은 거의 되지 않아요.

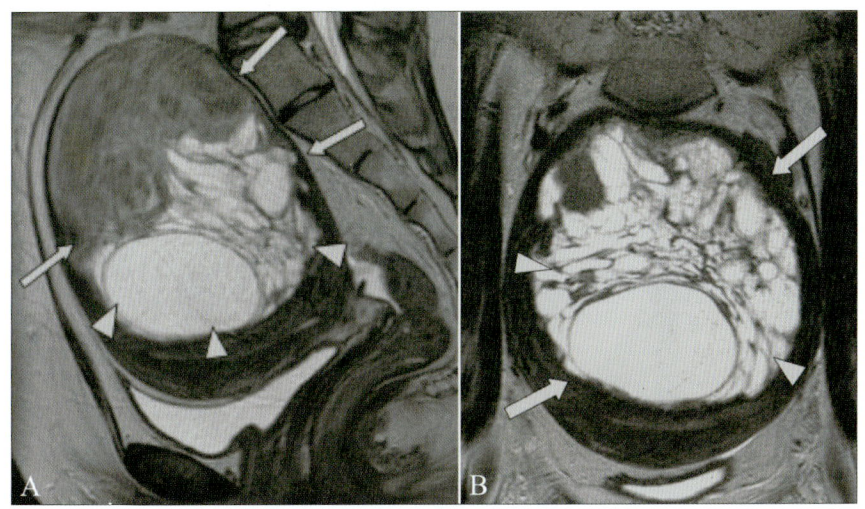

점액 변성을 동반한 자궁근종의 MRI 소견들

3) 낭변성(Cystic Degeneration)

낭변성 또는 낭포성 변성이란 혈액 순환 장애로 인해 생긴 초자성 변성이 악화되어 발생한 형태로, 젤라틴과 같은 투명한 액체를 포함한 낭강을 이루고 있는 것이 특징이에요.

쉽게 말해서 낭변성은 부종의 심한 후유증으로 생각되며, 전체 자궁근종 변성의 약 4%를 차지하고 있는데요. 주머니처럼 경계가 분명하고 T2 강조 영상에서 고신호 강도, T1 강조영상에서 저 신호 강도를 보이며 조영 증강이 되지 않아요.

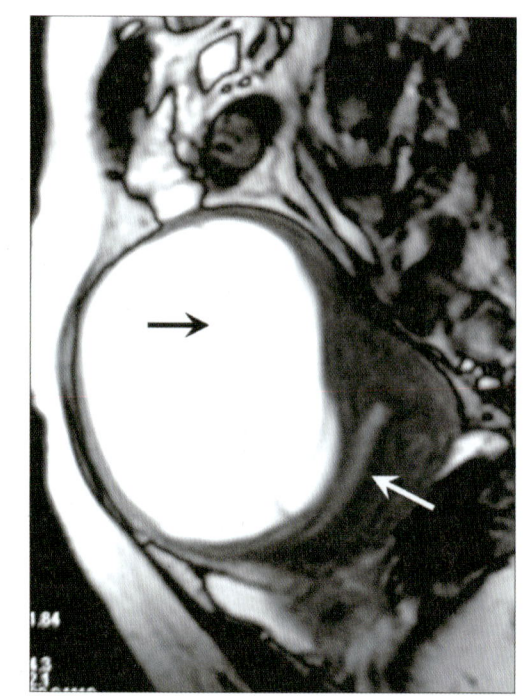

낭변성을 동반한 자궁근종의 MRI 소견들

4) 적색 변성(Red Degeneration)

적색 변성은 주로 임신 기간 중에 나타날 수 있는 '출혈성 경색(혈전이나 색전에 의해 동맥이 막힌 어떤 부위가 허혈로 인해 함몰되는 응고괴사의 병변)'의 일종으로, 자궁근종의 주변부에서 정맥혈 유출의 폐쇄로 인한 출혈성 경색의 한 종류를 칭해요.

이는 정맥 혈전이나 근종 내 동맥 파열에 의해 이차적으로 발생할 수 있고, 다른 변성과는 다르게 전신에 걸쳐 심한 통증을 유발하기도 하는데요.

MRI에서 일반적인 소견은 T1 강조 영상에서 넓게 펼쳐진 부분 또는 가장자리 부분에서 고신호 강도로 보이고, T2 강조 영상에서는 다양한 신호 강도를 보이면서도 저 신호 강도를 보이는 가장자리가 확인되기도 합니다.

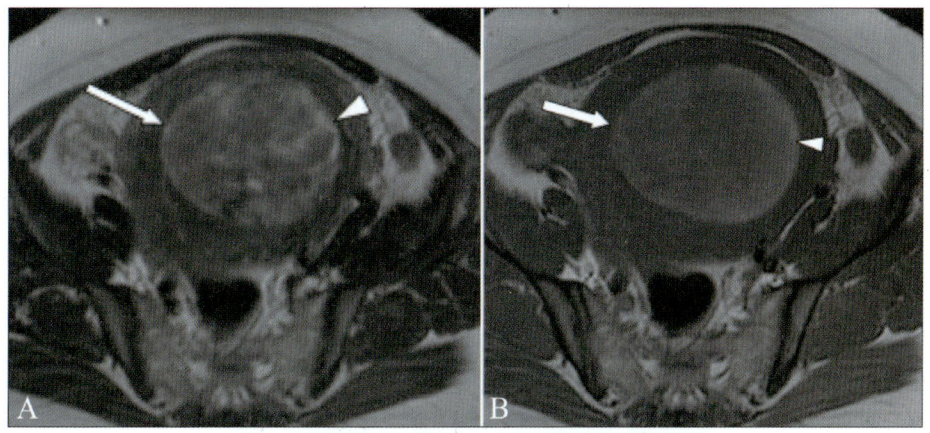

적색 변성을 동반한 자궁근종의 MRI 소견들

5) 석회화(Calcification)

석회화는 고령이나 폐경기 이후 자궁근종, 특히 장막하 근종이 혈류 순환 기능 저하로 발생해요.

보통 자궁근종은 피가 많이 차서 부어있는 울혈 상태인데, 석회화 변성은 "혈액순환장애로 인한 허혈성 괴사로 형성된 후 인산칼슘, 탄산칼슘 등이 침착하여 딱딱해지는 현상[대한 산부인과학회 부인학과 제3판]"을 말합니다.

자궁 종괴 내에 석회화가 존재하는 경우는 자궁근종 중에서 3~5%정도에만 보고되는 특이적인 소견이고, 모든 MRI에서 저 신호 강도로 보여요.

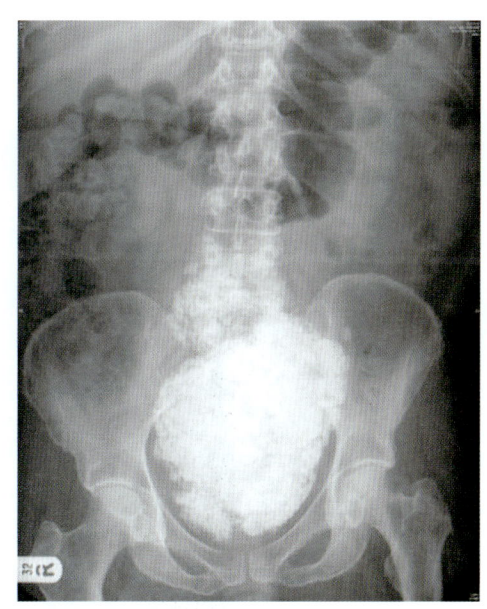

석회화된 자궁근종의 엑스레이 소견

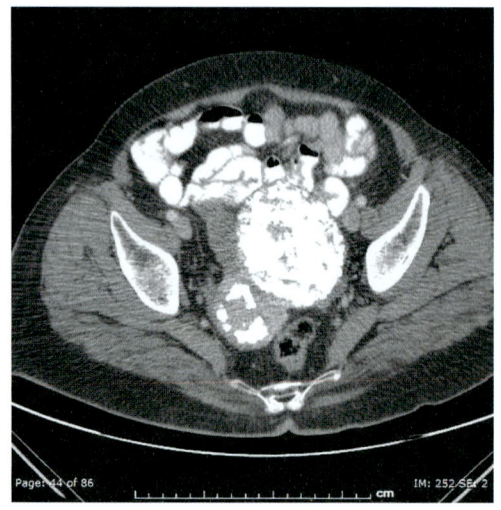

석회화된 자궁근종의 MRI 소견

6) 자궁근종의 드문 영상 소견 – 미만 평활근종증(Diffuse Leiomyomatosis)

미만 평활근종증 또는 미만성 평활근종증은 자궁근층이 수많은 작은 자궁근종으로 거의 대체되는 상태를 말하며, 이 경우 자궁은 보통 대칭적으로 비대해집니다.

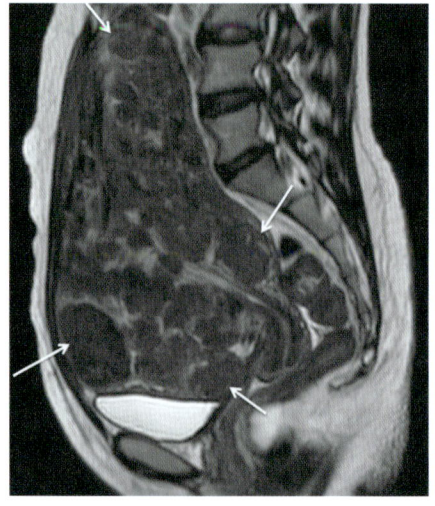

미만 평활근종증의 MRI 소견

02 다른 질환 (Differential Diagnosis)

이번에는 자궁근종과 혼돈하기 쉬워 좀 더 면밀히 감별해야 할 질환들에 대해서 살펴보려고 해요.

우선 질환을 감별하는 방법 중 '초음파'는 가장 저렴하고 손쉽게 사용할 수 있는 영상 기법이에요. 그래서 자궁근종을 다른 골반 질환들과 감별하는 데 있어서 가장 우선적인 1차적 도구로 사용하고 있어요.

그렇지만 초음파만으로는 자궁 선근증이나 자궁내막 용종(폴립), 자궁 육종, 자궁 부속기의 고형 종양 등 골반의 다양한 질환들과 자궁근종을 감별하기에는 어려운 경우가 종종 발생해요.

이 때, '생리식염수 주입하 초음파 검사'나 '자궁경' 그리고 'MRI 검사' 등을 추가로 시행할 수 있는데 특히 MRI는 자궁근종이 여러 개 존재하는 경우에 전체적인 숫자 · 크기 · 위치 및 방광이나 직장 그리고 자궁내막과의 근접성을 평가하기에 유용해요.

뿐만 아니라 MRI 검사는 자궁근종의 진단에 있어서 초음파나 자궁경 등 다른 검사 방법에 비해 시술 능력에 따른 차이나 관찰자 간 해석에 따른 차이가 적은 방법이에요.

1. 자궁 선근증(Adenomyosis)

자궁근종과의 '감별진단(증세가 유사한 특징이 있는 질병을 비교 · 검토하여 초진 때의 병명을 확인하는 진단법)'이 필요한 자궁 선근증은 자궁근층 안으로 자궁내막 샘조직과 실질 조직이 침투하여 자궁내막 간질 및 선조직이 자궁근층에 비정상적으로 존재하는 경우로 정의하는데요.

쉽게 이야기하자면 자궁내막 조직이 비정상적으로 증식하여 자궁이 커지는 것을 칭해요.

일반적으로 자궁 선근증은 자궁벽이 상당히 크고 두꺼워지며, 자궁근종과 비교해 보았을 때 선근증은 (a)경계가 명확하지 않고 (b)자궁내강에 대한 약한 종괴 효과가 있으며 (c)병변의 가장자리에 큰 혈관이 보이지 않지만 내진상으로는 구별하기 힘들다는 특징이 있어요.

초음파 검사에서 자궁근종과는 달리 에코 발생 결절 또는 줄 모양 무늬가 있지만 석회화나 소용돌이 모양은 없는 경우이지요.

그리고 MRI 검사의 T2 강조 영상에서 고신호 강도의 줄무늬 모양은 선근증의 특이 소견이고, 국소적인 선근증의 경우 선근증이 가진 특징적 소견이 분명하지 않아 자궁근종과의 감별이 어려울 수 있어요.

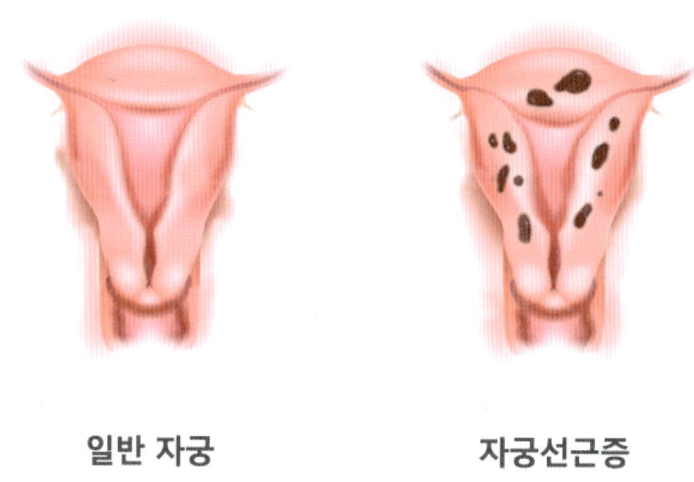

자궁 선근증과 자궁 내막증은 유사하지만 미묘한 차이로 인해 '자매 질환'이라고도 불림

이렇게 비정상적으로 자궁근층 안에 침투한 자궁내막 조직은 주위의 자궁근층의 성장을 촉진시켜 마치 임신 시 자궁이 커지는 모양과 유사한 결과를 보이는데요.

자궁 선근증은 여타 다른 원인으로 자궁 적출술을 시행했을 때 조직검사에 의해 확인되는 경우도 있고, 국소적으로 증식하여 마치 자궁근종처럼 보이는 경우도 있어요.

자궁을 적출하여 병리검사를 해야지만 확진할 수 있는 일이라, 명확한 유병률을 알 수는 없지만 자궁 적출술을 시행한 경우의 20~40% 가량에서 자궁 선근증이 발견될 만큼 많은 것으로 알려져 있답니다.

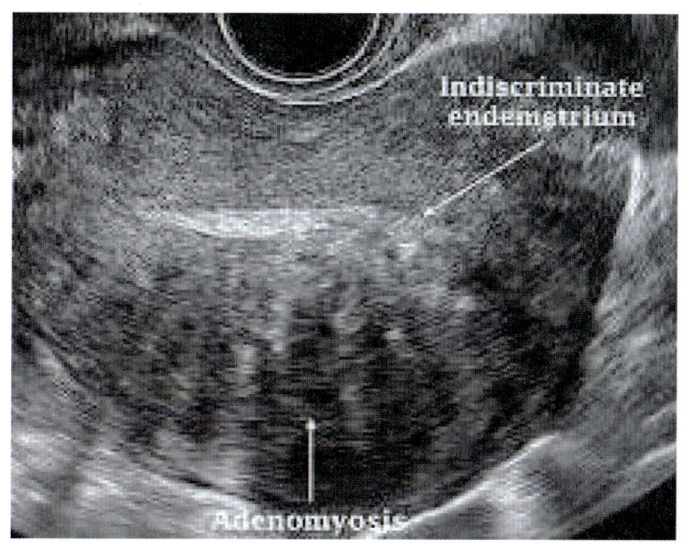

자궁 선근증 초음파 소견 자궁전벽이 3cm 정도로 두꺼워진 것을 확인할 수 있음

1) 병인

현재 가장 널리 받아들여지고 있는 자궁 선근증의 발생 원인은 자궁내막 기저층이 자궁근층 내로 하향 함입되어 자궁 선근증이 발생한다는 이론이에요.

그러나 깊은 자궁근층 침범을 야기하는 이유에 대해서는 아직 분명히 알려져 있지 않아요. 다만 일부의 경우에서 이전 임신이나 자궁 수술로 인해 자궁근층의 약해져서 그런 것은 아닐까 하고 추정하고 있어요.

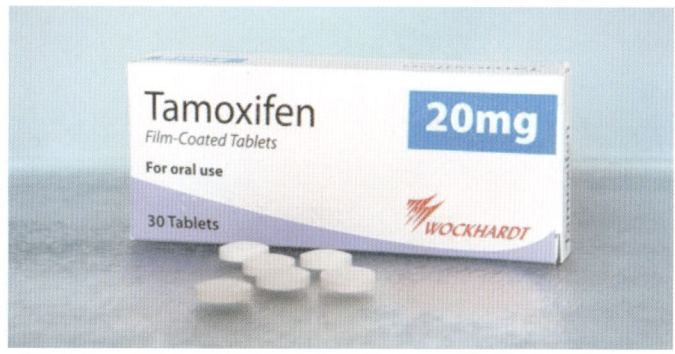

선근증 역시 에스트로겐과 프로게스테론이 자궁 선근증의 발달과 유지에 중요한 역할을 하기 때문에 이에 따라 자궁 선근증은 생식 연령 동안 발달하고 폐경 이후 퇴행해요.

타목시펜은 여성 호르몬의 작용을 차단하여 유방암세포의 성장을 저해하는 약인데요. 자궁 선근증은 이러한 선택적 에스트로겐-수용체 조절제인 타목시펜을 복용하는 여성에서 더 자주 발견되지만, 경구 피임약을 복용한다고 해서 무조건적으로 자궁 선근증의 발병 위험요인으로 작용하지는 않는답니다.

2) 증상

자궁 선근증의 대표적인 증상으로는 월경과다 · 월경통 · 성교통 · 골반통 등이 있고, 증상의 강도는 '이소성 병소(ectopic foci, 병이 발생한 부위가 정상 위치가 아닌 경우)' 숫자나 침범 깊이 증가와 비례합니다.

간혹 월경 시작 2주전부터 통증이 발생하여 월경이 종료된 이후에도 그 고통이 지속되는 경우도 있는데, 평균적으로 40세 이상에서 이러한 증상들이 발생하지만 전체의 1/3 정도는 무증상을 보이기도 해요.

그리고 자궁이 전반적으로는 비대해지는 양상을 보이는 것이 일반적인 증후이지만, 대다수의 경우 14cm 미만의 크기고 월경기간에 검사할 경우 비대해진 자궁이 손으로 만져지기도 합니다.

▣ 자궁 선근증의 증상들

▷ 고통스러운 월경 기간과 경련(월경통)
▷ 혈전을 포함하는 월경 출혈(월경 불균형)
▷ 고통스러운 배변
▷ 불편한 배뇨(배뇨 곤란) 및 혈뇨
▷ 말초 신경 마비
▷ 성교통
▷ 자궁 염증
▷ 혈액 세포 및 헤모글로빈 결핍(빈혈)
▷ 증상 없음: 증상이 전혀 없고 질병에 걸렸다는 것을 모를 경우도 존재함

3) 진단

자궁 선근증은 생리 과다나 생리통을 호소하는 가임기 여성을 대상으로 내진과 질초음파, 또는 골반 MRI 검사를 통해 커진 자궁을 확인하여 임상적인 진단을 내릴 수 있어요.

그러나 확진은 자궁 적출술이나 자궁 선근증 절제술 등을 통해 떼어낸 자궁근층에서 자궁내막 조직의 증식이 조직학적으로 증명된 경우에만 가능해요.

간단한 형태의 진단은 질 초음파로도 가능하긴 해도 많은 전문가들은 자궁 선근증을 진단하는 가장 좋은 방법으로 MRI를 꼽는 답니다.

■ 자궁 선근증의 양상

▷ 자궁 전벽(front) 또는 후벽(back)이 반대편 보다 두꺼운 경우
▷ 자궁근층의 질감이 균질 하지 않은 경우
▷ 이소성 자궁내막 병소 내의 낭성 샘들에 의해 자궁근층에 작은 저음영 낭종들이 보이는 경우
▷ 자궁내막에서 자궁근층으로 선형 돌기가 연장되는 경우
▷ 자궁내막 음영이 불분명한 경우
▷ 전체적으로 자궁이 비대해지는 경우

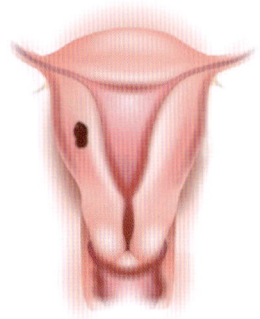
국소적 자궁선근증
(Focal)

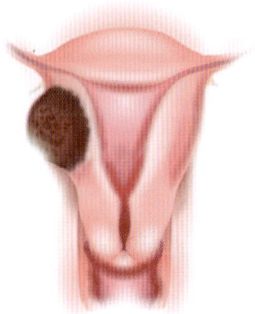
선근증
(Adenomyoma)

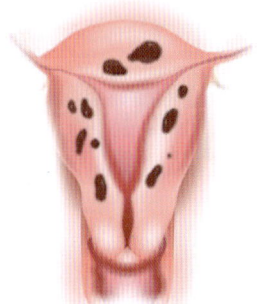
미만성 자궁선근증
(Diffuse)

'국소적인 자궁 선근증'은 질 초음파에서 별개의 저음영 종괴처럼 보여 자궁근종과 감별이 필요하답니다.

이러한 경우 자궁근종과 다른 점으로 (a)자궁근종에서 특징적으로 나타나는 소용돌이 무늬와 외측 경계선의 캡슐이 보이지 않아 주변 조직과의 경계가 불분명하고 (b)동그란 모양보다는 타원형에 가까우며 (c)주변조직에 대한 종괴 효과(mass effect)가 적고 (d)석회화도 적으며 (e)다양한 직경의 무에코 낭종들이 존재한다는 것이에요.

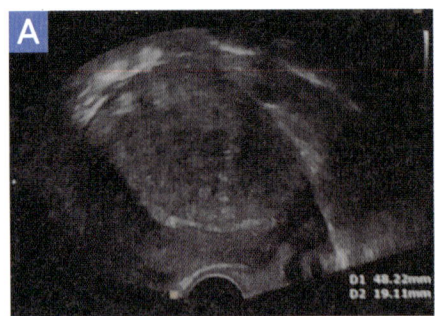 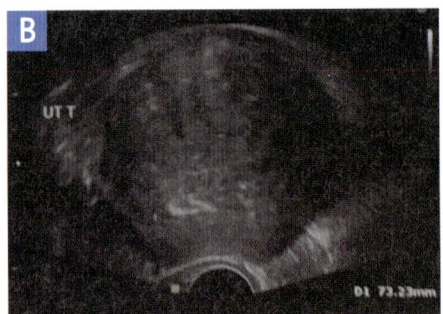

경질 초음파를 통한 시상 자궁 이미지상 자궁 확대 및 균질하지 않은 자궁근층 질감이 확인됨. 자궁 후벽이 비대칭적으로 두꺼워진 상태로 자궁내막 하부 조직에 대한 자궁내막 선 침입을 반영하는 고에코 선형 줄무늬가 나타남

자궁 선근증 환자에서는 혈액 검사상 'CA-125(난소암)'의 특징적인 상승을 보이지만 자궁근종이나 자궁 내막증, 골반 감염, 골반의 악성종양 등에서도 CA-125의 상승이 일어나므로 이것이 정확한 진단을 내리는 데 큰 도움이 되지는 않아요.

4) 치료

자궁 선근증의 치료 방법은 환자의 나이와 향후 생식 능력에 대한 바람에 따라서 결정돼요.

내과적 치료로는 비 스테로이드 항염증제(NASIDs) · 프로게스테론 · 성선 호르몬 분비자극 호르몬 유사체(GnRH analogs)가 자궁 내막증에서와 동일하게 사용이 가능해요.

그리고 피임용으로도 사용되는 프로게스테론이 함유된 자궁 내 장치도 많이 사용되고 있어요.

치료는 자궁 내막증 치료와 같은 프로토콜을 사용할 수 있고 그 중에서도 최근에 자궁 선근증 치료의 최신 기법으로 '고강도 집속 초음파 치료(하이푸)'가 대두되고 있어요.

고강도 집속 초음파 치료(하이푸)는 고강도의 초음파 에너지를 한 곳에 모을 때 초점에서 발생하는 65~100 ℃의 고열을 이용하여 조직을 태워 없애는 시술이에요.

하이푸에서 초음파 자체는 인체에 무해하고 초음파가 집중되는 초점에서만 열이 발생하기 때문에 칼이나 바늘을 사용하지 않고 전신 마취의 필요 없이도 자궁근종이나 자궁 선근증 환자에서 병변 크기의 감소나 증상 호전을 기대할 수 있기에 최근 큰 각광을 받고 있어요.

외과적 치료로는 자궁을 다 제거하는 '전자궁 적출술'이나 자궁 선근증 부분만 제거하고 자궁을 보존하는 '자궁 선근증 절제술'이 있는데요.

그 중 전자궁 적출술의 경우 자궁 선근증 환자에서 월경통 등의 제반 증상을 해결하는 가장 확실한 치료 방법이에요.

하지만 생식 능력 유지를 원하는 여성에서는 자궁 전체를 적출하는 전자궁 적출술보다는 자궁 선근증 절제술을 고려할 수 있어요. 그리고 자궁 선근증의 경우 자궁근종과 달리 '캡슐(슈도캡슐, 자궁근종 바깥을 둘러싸고 있는 얇은 막)'이 없어 주변 조직과의 경계가 불분명하기 때문에 절제가 훨씬 어려워요.

다행스럽게도 최근에는 '복강경'이나 '로봇 보조 수술'을 통해 자궁 선근증 절제술을 시행하는 경우가 증가하고 있어요.

2. 자궁 육종

자궁 육종은 자궁의 근육이나 결합 조직에서 발생하는 악성 종양을 말하는데요.

자궁 내막에 생기는 '자궁 체부암(또는 자궁내막암)'의 2~6%를 차지하는 비교적 드물게 발생하는 암 종류 중 하나에요. 가장 흔한 조직학적 유형으로는 자궁 평활근 육종 · 자궁내막 간질성 육종 · 암육종 등이 있어요.

자궁의 하부를 '경부'라고 하고, 상부를 '체부'라고 하는데 자궁 육종의 경우 자궁 경부보다 체부에서 더 많이 발생하고 자궁 체부에 생기는 양성 종양인 자궁근종과 자궁 육종은 구별하기 어렵기 때문에 진단에 더욱 신중해야 합니다.

또한 처음 진단할 때는 국소적 형태를 하고 있어도 이 중 절반 이상에서 재발하기 때문에 이른 병기에서도 때로는 전자궁 적출술이나 양쪽 난소 난관 절제술이 필요할 수 있는 종양이 자궁 육종이죠.

특히 자궁 육종은 단순 초음파만으로는 자궁근종과 구분하기 힘든 경우가 많아요. 게다가 현재까지 자궁근종의 감별에 도움이 되는 '종양 표지자(체내에 암세포의 존재를 나타내는 물질)'가 보고된 바 없기 때문에 폐경기 근처나 폐경 이후의 여성에서 골반통이나 질출혈 등의 증상과 함께 초음파 추적 관찰상 자궁 종괴 크기의 증가를 보인다면 항상 자궁 육종 가능성이 아닌지 의심해보아야 한답니다.

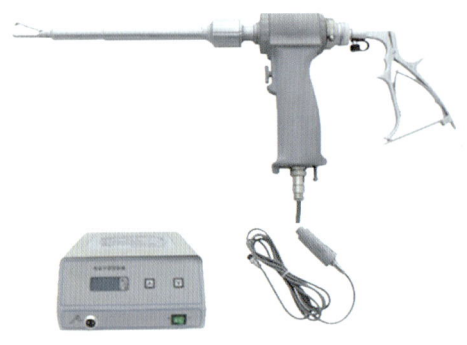

복강경 동력 세절기

한편, 2014년 미국 식품 의약국(FDA)은 부인과 수술에 사용되는 '복강경 동력 세절기(laparoscopic power morcellator)'의 암 전파 위험성을 경고했는데요.

동력 세절기는 자궁과 자궁 섬유종을 작은 조각으로 잘라 제거하는 기구로 예전 복강경 시술 시 많이 사용되었지만 세절 과정에서 조직 파편이 튀거나 복강 내 잔류 가능성이 존재하고 특히 단순 근종이 아닐 경우에는 암 세포가 주변으로 전이될 수도 있는 위험성이 있어요.

이러한 이유로 "폐경기에 근접한 여성에서 자궁근종 제거 수술을 시행할 경우에는 동력 세절기를 사용하지 않도록 권고"하고 있답니다.

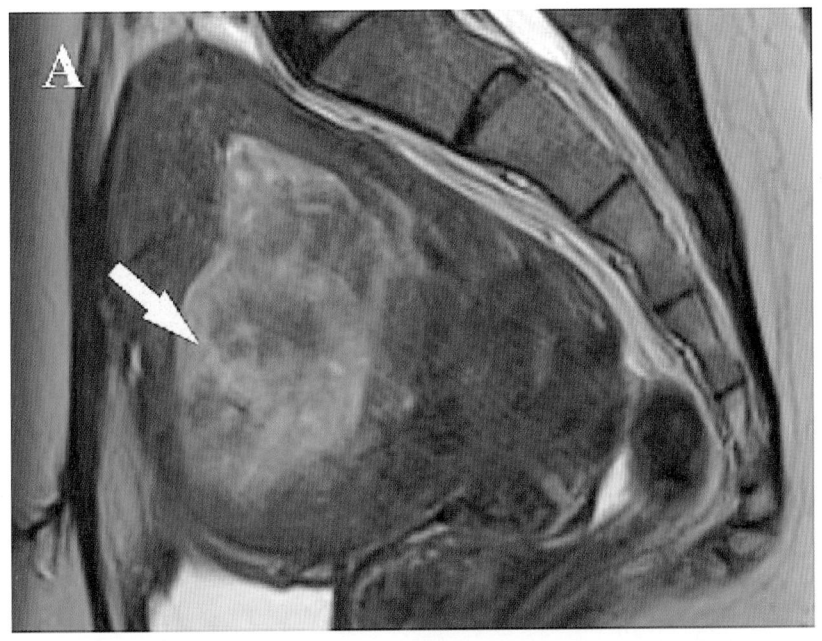

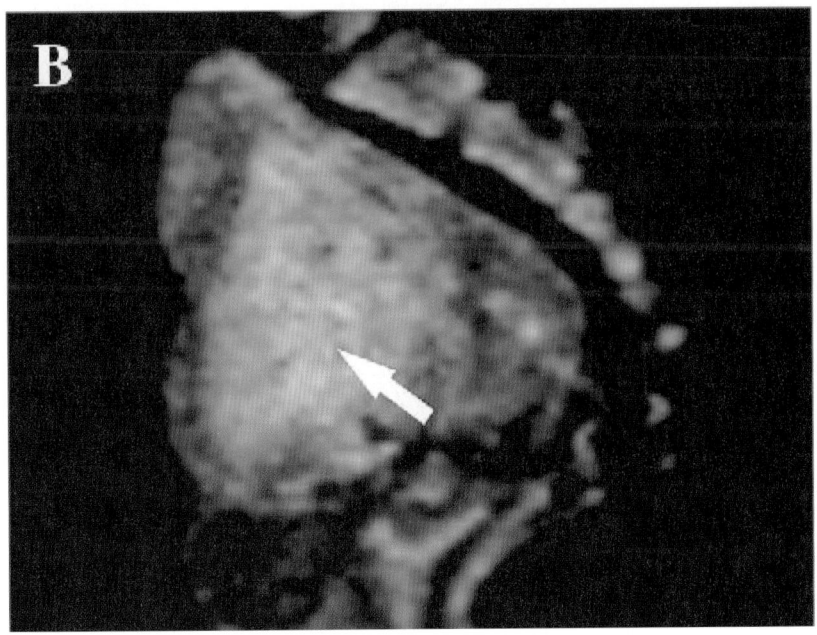

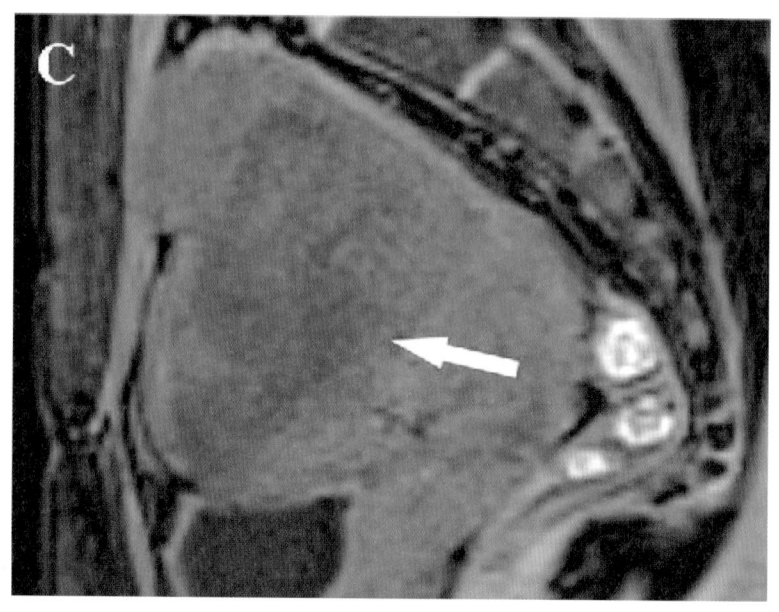

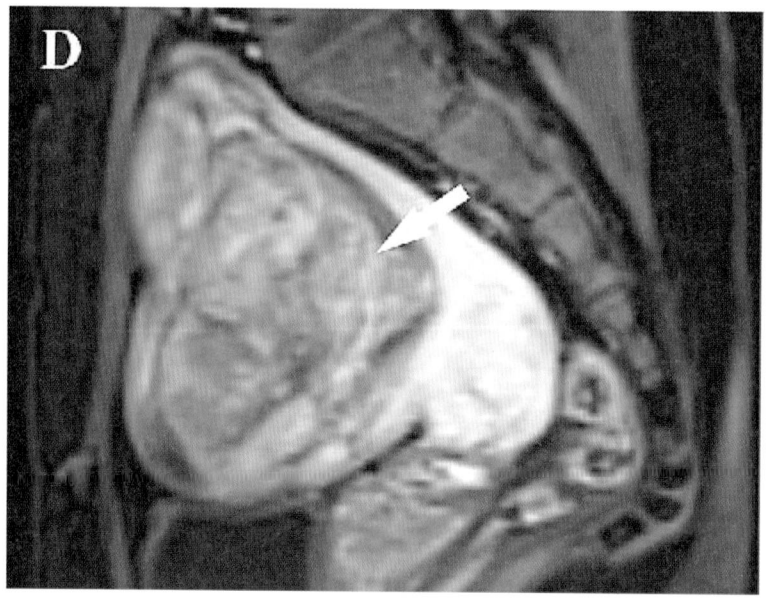

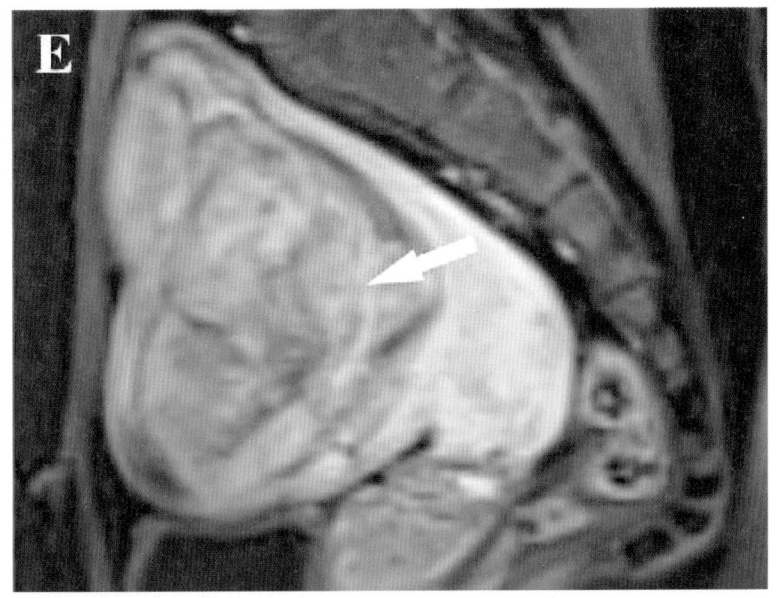

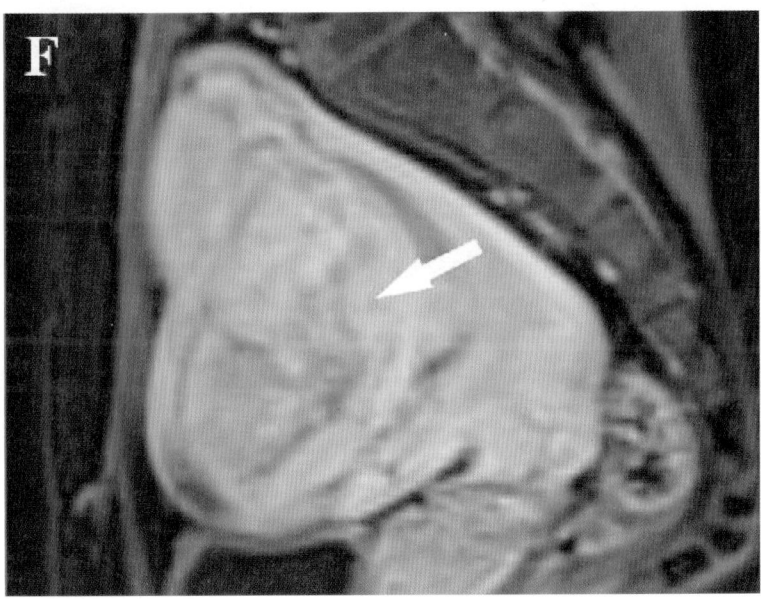

자궁 육종 수술의 예후를 판단하는데 가장 중요한 인자는 폐경 여부인데요. 폐경 전이면 예후가 좋다고 판단할 수 있고 만약 암세포가 혈관이랑 접해 있는 등의 혈관 내 침윤이 있거나 자궁 밖에 종양이 있는 경우라면 예후가 좋지 않다고 짐작할 수 있어요.

Part

IV

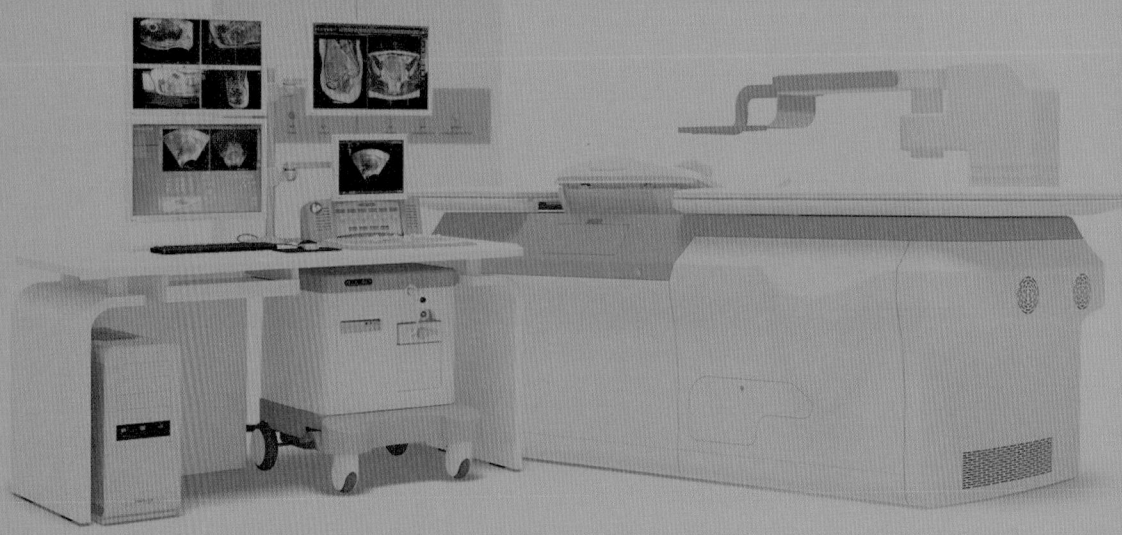

치료

01 내과적 치료 (Medical Management)   74

02 수술적 접근 (Surgical Approach)   82

03 중재적 치료 (Interventional Management)   94

Part 4 치료

01 내과적 치료 (Medical Management)

자궁근종을 치료하는 데에 있어 수술적 방법만 있는 것은 아니겠죠?

수술적 치료를 시작하기 전, 증상의 완화 및 제거를 위해 내과적 치료를 우선적으로 실시하기도 하는데요. 이번 장에서는 자궁근종 치료 중 내과적 치료법에 대해 살펴볼게요.

평활근종과 섬유양을 포함한 자궁근종은 가임기에는 60% 정도 발병하고, 평생 기간을 따져보면 80%에서 발병할 정도로 여성에게 가장 흔한 골반 종양이자 가장 흔한 양성 종양이에요.

어떤 이유에 의해서 자궁근종이 발달하고 자라는지 명확히 밝혀져 있지 않지만 성장을 촉진하는 요인으로는 성호르몬의 중요성이 대두되고 있고, 따라서 에스트로겐과 프로게스틴에 대한 연구가 활발히 진행되고 있어요.

보통 40대에 최대 발병률을 보이고 폐경기까지는 나이가 들수록 발생이 증가하며 흑인이나 비만은 자궁 근종의 잘 알려진 위험 인자랍니다.

그리고 자궁근종을 가지고 있는 대다수의 여성은 무증상 상태이지만 시간이 지남에 따라 증상이 점차적으로 나타날 수 있어요.

환자가 증상이 있는 경우, 자궁근종의 수·크기·위치가 임상 증상의 중요한 결정 요소가 되는데, 흔한 증상으로는 ▲월경량 과다 ▲월경통 ▲비주기적 통증 ▲비뇨기 증상 ▲피로 ▲변비 등을 들 수 있답니다.

예전에는 자궁의 전체나 일부를 외과적인 방법으로 제거하는 자궁절제술이 자궁 근종의 유일한 치료제로 간주되었어요.

그러나 지금은 그 대안으로 가임력을 보존하고 침습적인 수술을 피할 수도 있고 높은 효능이 있으면서 부작용이 적은 약물 치료법이 널리 사용되고 있어요.

1. 복합 경구 피임제

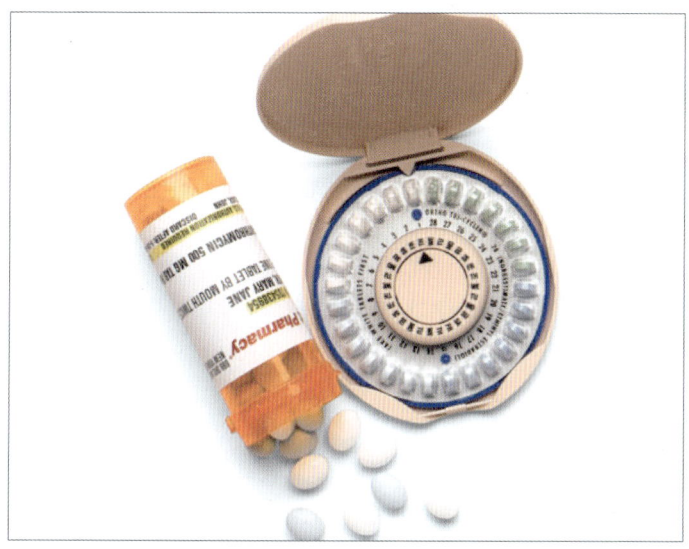

경구 피임제란 살아있는 정자가 성숙된 난자와 접촉하는 것을 막거나 자궁 내막에서 성공적으로 착상하는 것을 막아 줌으로써 임신을 예방해 주는 약물을 의미해요(약학대학 강의 자료).

특히 프로게스틴과 에스트로겐 모두를 포함하고 있는 호르몬 피임제인 복합 경구 피임제는 관찰연구에서 자궁근종이 있는 여성의 과다한 월경량을 줄이기 위한 목적에 효과가 있음이 밝혀졌어요.

한때는 자궁근종의 성장이 에스트로겐과 프로게스틴 모두에 의해 자극이 되기 때문에 복합 경구 피임약은 자궁근종 성장의 위험 인자로 간주되기도 했지만 최근 메타분석에 따르면 자궁근종이 복합 경구 피임약 금기로 간주되어서는 안 된다는 의견이 제시되었답니다.

복합 경구 피임약은 단기간에 주로 자궁 내막 증식에 대한 억제 효과를 통해 자궁근종과 관련된 생리량을 개선하지만 전반적으로 자궁근종의 크기나 자궁 크기를 줄이는 데는 큰 효과가 없어요.

비록 복합 경구 피임약 효능에 대한 확실한 증거는 없다 해도 그에 대한 접근성이 용이하고 경구로 투여할 수 있으며 비용이 저렴하다는 장점이 있기에 자궁근종 환자의 여러 증상을 호전시키기 위해 복합 경구 피임약 복용이 고려될 수 있어요.

2. 프로게스틴

질출혈의 조절을 위해 합성 포르게스테론 체제인 '프로게스틴'을 주기적 복용하려면, (a)난소의 노화에 의해 배란 및 난소 호르몬 분비가 저하되기 시작하는 폐경 이행기 질출혈 또는 (b)자궁내막 증식 관련 출혈과 같은 비기질성 비정상 자궁 출혈이 발생했을 경우에 권유되었어요.

그러나 프로게스틴을 종종 자궁근종의 치료에서 투여되기는 해도 그 효능을 뒷받침하는 강력한 증가가 부족하고 심지어 자궁근종 세포의 성장을 촉진시킬 수도 있다는 우려의 목소리도 존재해요.

자궁근종을 '프로게스토겐(프로게스테론과 프로게스틴을 포함하여 사람의 난소에서 분비되는 천연 호르몬)'으로 치료하는 것이 물론 효과적인 케이스도 분명 있어요.

그렇다 해도 프로게스틴 치료는 악성 잠재력이 알려지지 않은 자궁근종이나 평활근 육종암으로 오인될 수 있는 '세포 충실도(세포의 수적 변화와 형태)'와 유사분열 증가 등 조직병리학적 변화를 가져올 수 있는 부작용도 더불어 존재한다는 점을 잊지 않아야 한답니다.

3. 레보노르게스트렐 유리 자궁 내 장치
(Levonorgestrel Releasing Intrauterine Device, LNG-IUS)

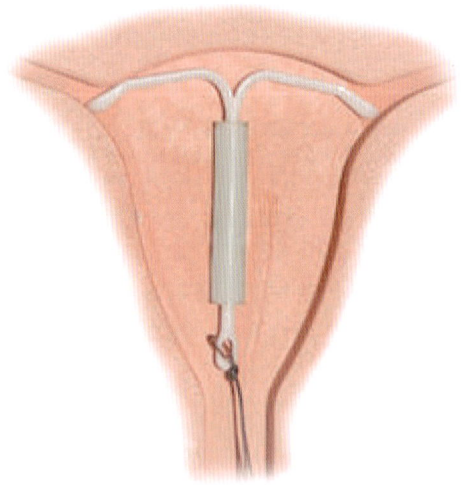

'레보노르게스트렐 유리 자궁 내 장치'는 '레보노게스트렐'이라는 호르몬을 분비하는 자궁 내 피임 장치의 일종으로 T자형의 작은 플라스틱으로 이루어져 있어요.

이 장치 안에는 호르몬을 함유하고 있는 저장소가 있어 매일 일정한 소량의 레보노게스트렐이라는 호르몬을 자궁내막에 직접 분비하는 방식이에요.

이 LNG-IUS는 피임 효과뿐만 아니라 질출혈을 감소시키고 자궁근종의 크기를 줄이는 데 효과적이라는 사실도 연구 분석에서 증명되었는데요.

많은 연구에서 LNG-IUS를 시행 받은 자궁근종 환자의 경우 생리량과 헤모글로빈 수치가 향상되었지만 MRI와 기타 영상 이미지에서 자궁근종 부피변화가 크지 않아 생리혈과 관련된 증상개선에는 효과적이어도 평활근종 크기 자체를 줄이지 못하는 것으로 보여요.

LNG-IUS을 삽입 후 최대 5년간 약효가 있기 때문에 잠재적으로 여성에게 정기 치료의 옵션이 되지만 때로는 자궁 내 삽입된 위치가 적절하지 않았거나 자궁 선근증 등으로 자궁의 크기가 커진 경우 일부 저절로 배출되는 경우가 발생할 수 있으니 주기적인 관찰이 필요하기도 해요.

4. 성선 자극 호르몬 방출 호르몬 작용제(GnRH Agonist)

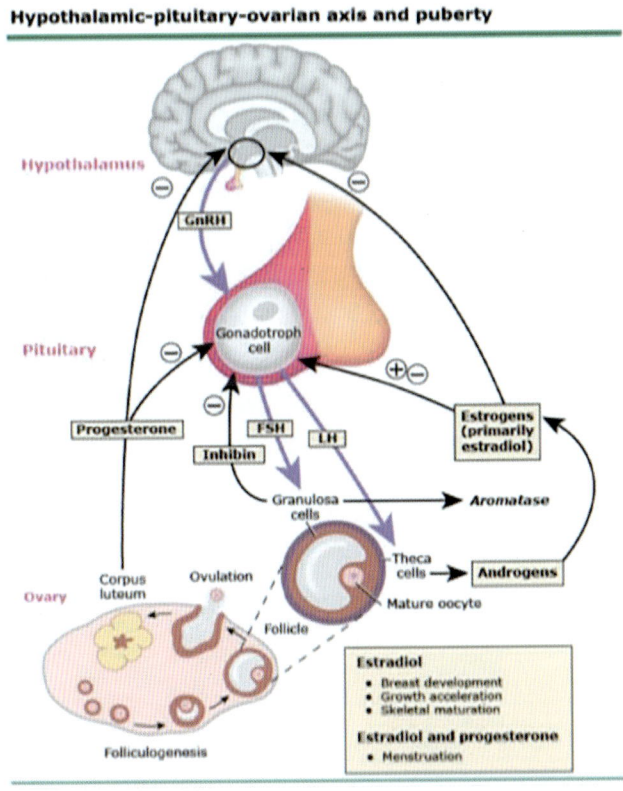

성선 자극 호르몬이란 난포 자극 호르몬, 여포 자극 호르몬, 또는 여포 성숙 호르몬이라고도 하고, 난소나 정소 같은 생식선을 자극하는 호르몬을 말해요.

'데카 펩타이드인 천연 성선 자극 호르몬 방출 호르몬'은 시상 하부에서 생산되어 박동성으로 방출되는데요. '성선 자극 호르몬 방출 호르몬 작용제(또는 생식샘 자극 호르몬 방출 호르몬 작용제)'는 합성 펩타이드로 천연 성선 자극 호르몬 방출 호르몬 분자에 가까운 구조를 하고 있어 더 강력한 효과를 지니며 천연 성선 자극 호르몬 방출 호르몬보다 긴 반감기(원래 수의 반으로 줄어드는 데 걸리는 시간)을 갖고 있답니다.

이 밖에도 "자궁근종의 크기는 에스트로겐 수용체 양성 세포의 수에 비례하여 줄어든다"는 사실에 관한 다양한 연구 결과가 있는데요.

자궁근종의 성장이 에스트로겐에 의해 자극되는 것처럼 성선 자극 호르몬 방출 호르몬 작용제의 효능 중 하나는 저에스트로겐성 상태를 유지하여 결과적으로 자궁근종의 성장을 저해한다는 점이지요.

성선 자극 호르몬 방출 호르몬 작용제는 또한 증상을 유발하는 자궁근종의 치료, 특히 수술 전 보조 약물요법 치료에 있어 가장 광범위하게 연구되어 왔어요.

치료제를 통해 수술 전후 헤모글로빈 수치와 자궁 부피·자궁 크기·자궁근종 부피·입원 기간의 유의미한 감소가 관찰되었고 근종 절제술과 자궁 적출술 모두에서 출혈량과 수직 절개율 빈도 또한 감소되는 효과를 보였어요.

뿐만 아니라 어느 무작위 통제시험에서는 성선 자극 호르몬 방출 호르몬 작용제의 수술 전 사용이 수술시간이나 체액 흡수, 그리고 자궁경 수술의 어려움을 감소시키는 데도 도움이 된다는 사실을 입증하였어요.

그러나 성선 자극 호르몬 방출 호르몬 작용제를 장기간 동안 투여했을 때는 홍조와 질염과 같은 갱년기 증상들이 나타나기도 했으며, 골밀도가 감소하는 등의 부작용이 발생하기도 해서 대부분의 환자에게 단기간의 보조 요법으로만 투여한답니다.

5. 선택적 프로게스테론 수용체 조절제

세포연구에서 프로게스테론은 자궁근종 세포의 증식을 자극하지만 정상 자궁 내막 세포에서는 그렇지 않았다고 해요.

여성호르몬의 하나인 에스트로겐의 분비는 혈중 농도에서 보면 월경이 시작될 때에는 낮고, 그 뒤 점차 증가하여 배란(월경주기의 14일 무렵) 직전에 최대가 되며, 20일 무렵에 다시 높아집니다.

한편, 프로게스테론은 배란 후 황체가 만들어짐에 따라 분비가 시작되고, 월경주기 22일 무렵에 최대의 분비를 나타냅니다. 에스트로겐의 분비에 따라 자궁점막은 증식하는데, 배란 후 황체가 형성되면 분비기에 들어갑니다.

자궁근종은 주로 생리주기의 배란 후 분비기에 자라고 외인성 프로게스테론은 자궁근종의 유사분열과 세포 충실도를 증가시키는 역할을 하는데요.

다수의 임상관찰에서도 확인할 수 있듯이 프로게스테론과 그 수용체는 종양의 성장에 큰 영향을 미치는 것으로 생각되고 있어요.

호르몬 대체 요법에서 폐경기 여성에서 자궁 근종의 성장은 (a)프로게스틴의 투여 용량에 비례하여 자극되기도 하고, (b)성선 자극 호르몬 방출 호르몬 작용제에 프로게스틴을 첨가했을 때 자궁근종 크기 증가를 억제하는 성선 자극 호르몬 방출 호르몬 작용제의 효과가 감소되기도 한다는 사실을 확인했어요.

그래서 프로게스테론은 섬유조직의 악성 종양인 섬유 육종 성장에 필수적이며, 이러한 결과를 토대로 프로게스테론 길항제, 선택적 프로게스테론 수용체 조절제의 개발에 대한 필요성이 크게 대두되었답니다.

'선택적 프로게스테론 수용체 조절제(selective progesterone receptor modulator)'의 한 종류로 사후 피임약이기도 한 '미페프리스톤'이나 '울리프리스탈' 등이 자궁근종의 유망한 치료법으로 등장했는데요.

특히 미페프리스톤의 경우 임상에서 25년 이상 사용되어 온 최초의 프로게스테론 수용체 길항제에요.

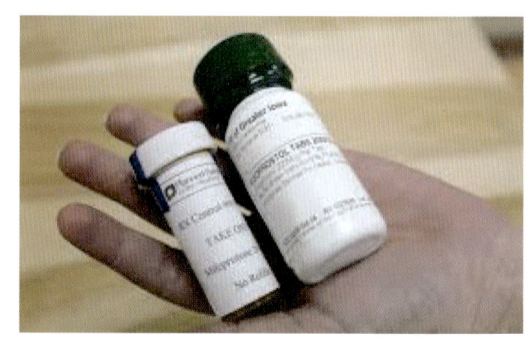

선택적 프로게스테론 수용체 조절제의 초기 임상 연구의 대부분은 미페프리스톤과 아소프리닐에 관한 것이었는데, 연구를 통해 두 약물 모두 자궁근종 크기를 줄이고 근종 관련 증상을 개선하는데 효과적임이 입증되었어요.

선택적 프로게스테론 수용체 조절제의 초기 임상 연구의 대부분은 미페프리스톤과 아소프리닐에 관한 것이었는데, 연구를 통해 두 약물 모두 자궁근종 크기를 줄이고 근종 관련 증상을 개선하는데 효과적임이 입증되었어요.

미페프리스톤의 경우 낙태제로 사용되는 항프로게스테론인 RU-486으로 가장 널리 알려져 있긴 하지만 근종의 성장을 억제하는 효과도 있답니다.

2009년 시행된 한 무작위 대조 시험에서 위약과 비교하여 미페프리스톤으로 치료받은 환자의 경우 자궁 크기의 현저한 감소 · 빈혈 소실 · 월경 과다 개선 등의 효과를 입증하였어요.

또한 최근에는 미국에서 응급 피임법으로 승인된 울리프리스탈 아세테이트에 대한 다양한 임상 연구가 시도되고 있는데요.

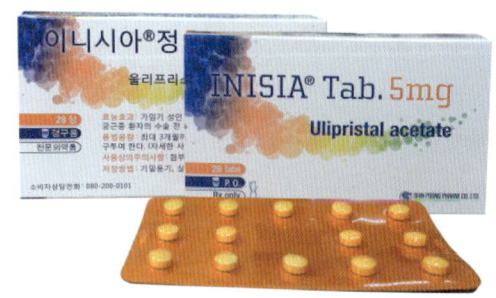

울리프리스탈 아세테이트는 환자 삶의 질을 향상시키고 자궁근종 부피를 감소시키며 치료받는 여성 대부분에서 무월경을 유발하는 효과를 보여 유럽과 캐나다 내 임상 사용이 승인되기도 했답니다.

또한 많은 임상 연구를 통해 증상이 있는 자궁근종 치료에서 울리프리스탈 아세테이트의 효능을 평가했는데 치료제는 자궁 출혈을 효과적으로 조절하였을 뿐만 아니라 MRI 측정 결과에서도 자궁근종의 크기를 줄이는 결과를 확인할 수 있었어요.

선택적 프로게스테론 수용체 조절제의 장기적 투여는 환자 중 약 50%에서 자궁 내막 변화가 확인되었을 만큼 자궁 내막 변화에 대한 우려가 있을 수 있어요.

실제로 16mm 이상의 자궁내막 비후가 10~12%의 여성에서 발생했지만 자궁 내막 조직 검사에서 단순형 또는 복합형 이형성이 관찰되지는 않았어요.

그리고 프로게스테론 수용체 조절제 관련 자궁 내막 변화는 울리프리스탈 아세테이트 치료 중단 1~2개월 후에는 다시 전과같이 회복되는 것으로 나타났습니다.

6. 결론

다양하고 지속적으로 임상 관찰을 통해 자궁근종의 약물 치료는 그 효능을 증명하고 있어요.

무엇보다 환자의 가임력을 유지할 수 있는 기회와 더불어 자궁근종 관련 증상의 완화를 기대할 수 있다는 점에서 약물치료의 가치를 높이 평가할 수 있죠.

무엇보다 중요한 점은 어떠한 자궁근종 치료제를 선택할 것인가에 대해 환자 개개인의 치료 목표와 비용, 반복 치료의 필요성 및 치료제 효능 등을 면밀하고 신중하게 평가하여 환자 개인에 맞게 맞춤형 치료 전략을 세우는 것이라 할 수 있겠죠?

Part 4 치료

02 수술적 접근 (Surgical Approach)

자궁근종 치료법에서 수술을 진행하는 경우는

▷ 이미 비수술적 치료를 시행하였지만 호전되지 않은 비정상 자궁 출혈

▷ 만성 자궁출혈에 의한 2차성 철결핍성 빈혈

▷ 삶의 질을 저해할 만한 통증이나 압박 증상

▷ 빈뇨나 핍뇨(소변량이 병적으로 줄어든 상태)등의 비뇨기계 증상

▷ 자궁내강 변형 또는 난관 폐쇄 유발에 의한 불임 혹은 반복적 유산

▷ 폐경 이후 크기 증가

▷ 평활근육종 등 악성이 의심

…등의 경우가 해당되는데요.

수술적 접근법에는 전자궁 적출술, 자궁근종 절제술, 로봇 수술의 3가지가 있는데, 이번 장에서는 약물복용 등의 비수술적 치료 후에 선택하게 되는 이러한 수술적 접근법들에 대하여 알아보겠습니다.

1. 전자궁 적출술 (Hysterectomy)

자궁근종은 '전자궁 적출(절제)술'을 시행하는 가장 흔한 질병인데요. 자궁 적출술은 자궁근종 절제술과 비교했을 때 수술시간은 더 짧은 반면, 출혈량은 더 많은 것으로 보고 되었어요.

구제적으로 자궁 적출술은

▷ 다른 치료에 반응하지 않는 급성 출혈을 보이는 경우

▷ 자궁경부 상피내종양 등 자궁 절제술로 치료가 가능한 질환이 동반된 여성에서 더 이상 출산 계획이 없는 경우

▷ 위치상 근종 절제술이 어려운 경우

▷ 근종의 크기 증가가 빠른 경우

▷ 컴퓨터 단층촬영이나 MRI 등에서 악성이 의심되는 경우

…등의 경우에 시행할 수 있어요.

최근에는 자궁 적출술 시에 향후 잠재적인 부속기관의 악성 종양이 발생하거나 때로는 이로 인해 사망하는 경우를 줄이기 위하여 '예방적 양측 난관 절제술'을 시행하는 것이 권장되기도 해요.

세계 유명 여배우인 안젤리나 졸리가 난소암 예방을 위해 '양측 난관 절제술'을 받은 이야기는 유명하죠?

"양측 난관 절제술을 받으면 난소암 위험도를 낮출 수 있다"는 연구결과들이 국내 의료진을 포함하여 전세계적으로 발표되고 있어요.

전자궁 절제술의 종류

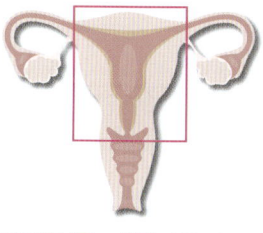

자궁경부를 포함한 자궁 절제술
(Total)

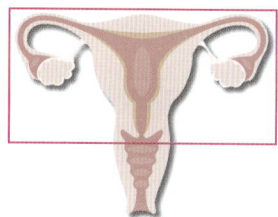

양측 난소 난관 절제술을 포함한 전자궁 절제술
(Radical)

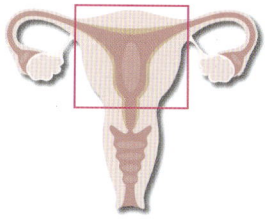

아전 자궁 절제술
(Partial)

임신을 원하지 않는 여성환자의 경우라면 자궁 적출술은 근종의 재발이나 미처 절제되지 못한 근종으로 인해 발생할 수 있는 여러 가지 잠재적 문제들로부터 자유로워질 수 있기 때문에 매력적인 선택이 될 수 있어요.

실제로 개복하 근종 절제술을 시행한 후 수술한지 5년이 지났을 시기에 초음파 근종을 다시 발견할 확률은 50%가량이에요.

그러나 이는 근종이 다시 자라났다기 보다는 독립적인 클론의 성질을 가지고 있는 것이 새로 생겨난 것으로, 따라서 전과는 다른 새로운 병으로 간주하는 게 더 올바른 판단이에요.

물론 이로 인해 재수술할 가능성은 11~26% 정도로 낮은 편은 아니지만요.

일반적으로 83페이지 하단에서 보는 바와 같이 자궁경부를 포함한 자궁 절제술은 일반적으로 시행되는 자궁절제술 방법으로 양측 난소난관은 그대로 두고 자궁만 절제하는 방식인데요.

이 수술법은 개복이나 복강경, 또는 질을 통해서 시행할 수 있어요.

그리고 양측 난소 난관 절제술을 포함한 전자궁 절제술(radical)은 양측 난소난관의 제거를 자궁절제와 동시에 시행하는 방법인데요.

이 경우는 주로 폐경인 여성에서 시행하는 방법이에요.

전자궁 절제술의 경우는 예방 차원에서 난소를 절제하는 방식으로, 수술 이후 남아 있는 난소에서 질환, 특히 악성종양이 발생할 가능성이 존재하기 때문에 이를 예방하기 위하여 시행하는 방법이에요.

그러나 자궁절제 시에 정상으로 보였던 난소에서 악성 종양이 발생할 확률은 0.14~0.47%밖에 안 되고 이는 전체 여성에서 발생할 확률인 1.4%과 비교하면 1/10정도에 불과해요. 그다지 큰 차이가 없다는 이야기지요.

그래서 수치적인 비교만 해 보자면 굳이 전자궁 절제술까지는 할 필요가 있나 하는 의견이 많이 있을 수 있답니다.

또한 장기간 에스트로겐 보충요법에 대한 순응도도 20~40%로 낮으므로 폐경 전 여성이 예방차원에서 난소를 절제하는 일은 그리 타당하다고는 볼 수 없어요.

따라서 미국 산부인과학회(ACOG)와 미국 부인암학회(SGO)에서는 "폐경 전 양측 난소절제술을 권장하지 않는다"고 발표했어요.

무엇보다 전자궁 절제술을 시행했을 때 환자는 가임력의 손실이나 성기능 장애, 그리고 배우자와의 문제 등이 발생할 수 있다는 걱정을 하는 경우가 있어 수술 전 충분한 상담이 필요한 수술법이기도 해요.

2. 자궁근종 절제술 (Myomectomy)

자궁근종 절제술에는 ▲개복하 자궁근종 절제술 ▲복강경하 자궁근종 절제술 ▲자궁경하 자궁근종 절제술이 있는데요.

최근 사회적으로 만혼이 많아지고 있고, 더불어 가임 연령이 늦춰짐에 따라 자궁을 보존하고자 하는 환자들이 늘어나면서 자궁근종의 수술적 치료 시 자궁을 보존하는 방향으로의 요구가 높아지는 추세에요.

점막하 자궁근종의 경우에는 자궁 안을 들여다보는 내시경인 자궁경을 이용한 근종 절제술인 '자궁경하 자궁근종 절제술'을 통해 비교적 안전하게 시술을 시행할 수 있어요.

또한 자궁근종 절제술 시행 시에는 자궁 절개를 어떻게 할 것인지 계획적으로 접근해야 '자궁각(여성의 외음부에 있는 작은 돌기)' 쪽으로 절개가 확장되거나, 자궁내막 및 자궁혈관이 손상되는 상황을 방지할 수 있답니다.

그리고 근종 제거 후에는 절개 부위를 층별로 '사강(빈 공간)'이 발생하지 않게 봉합하고 유착방지제를 사용하여 수술 부위의 살끼리 비정상적으로 유착되는 일을 줄일 수 있도록 노력해야 해요.

사실 자궁근종 절제술은 다른 부인과 수술에 비해 상대적으로 출혈이 많고 수술 후 유착이 발생할 가능성이 높아요. 그만큼 주의를 기울여야 하는 수술법이라는 이야기겠죠?

따라서 수술 시 출혈의 최소화를 위해

▷ 대퇴동맥을 통하여 마이크로 카테터를 자궁 동맥으로 넣고, 이 마이크로 카테터를 통하여 색전 용매를 넣어서 자궁근종의 경색증을 유발하는 방법인 '자궁 동맥 색전술' 또는 '자궁 동맥 임시 묶음술'을 사용

▷ 자궁경부 주변 압박띠 적용

▷ 근종 주위의 자궁 근육에 에피네프린이나 바소프레신 등 혈관 수축제를 사용

▷ 출혈 부위에 지혈제 사용

▷ 혈전의 섬유소 용해를 억제하는 물질인 항섬유소용해제 사용 및 자궁수축제 사용

…하는 등의 방법들이 시행될 수 있어요.

자궁근종 절제술의 방법으로는 주로 개복 또는 복강경하에 시행되어 왔지만, 최근에는 로봇을 이용한 근종 절제술의 빈도가 증가하고 있어요.

우선 고식적인 **개복하 자궁근종 절제술**은 자궁에서 큰 근종을 제거하는 경우 용이하고, 근종으로의 접근이 쉽고 자궁 절개 부위 봉합이 유리해요.

그렇지만 복강경에 비해 상처가 크고 입원 기간이 길며, 출혈양이나 수술 후 진통제 사용량이 증가하며 이환율(병에 걸리는 사람의 비율)이 높다는 단점이 있어요.

복강경 수술의 경우 1970년대 후반부터 자궁근종 절제술에 도입되었고, 기존에 발표된 메타분석에 따르면 복강경 수술은 개복수술의 단점을 보완하는 동시에 수술 후 근종의 재발률이나 임신에는 큰 차이가 없는 것으로 나타났어요.

그래서 개복수술과 비교하여 장기적인 결과에 영향을 주지 않을 수 있는 상황이라면 개복수술보다 복강경 수술이 선호되는 것은 당연하겠죠?

최근에는 복강경뿐만 아니라 '로봇 수술'도 많이 이루어지고 있는데요. 선명한 3차원 시야가 확보되고 손 떨림을 보정하여 미세수술에 적합한 로봇수술 자체의 장점이 자궁근종 절제술에 효과적으로 적용되고 있어요.

1) 개복하 근종 절제술

개복이란 열 개(開), 배 복(腹)의 한문 그대로 배를 열어 진행하는 수술법을 의미해요. 자궁근종 절제술은 자궁절제술의 안전한 대체제로 생각할 수 있는데요. 근종 절제술은 근종의 크기가 크더라도 자궁을 보존하고 싶은 환자인 경우에 고려할 수 있는 방법이에요.

'개복하 근종 절제술'은 수술법 중에서 가장 기본이지만 지금은 복강경하 수술이나 로봇수술, 하이푸 등의 발전으로 시행하는 빈도가 많이 줄었어요.

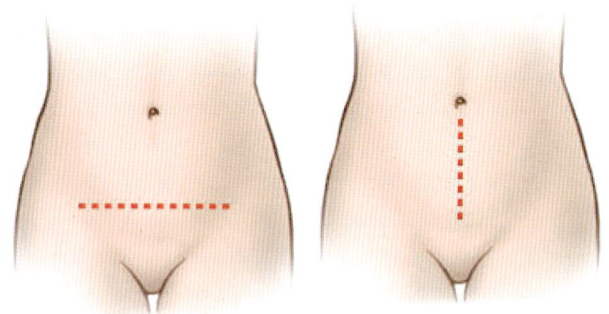

Open incision hysterectomy incisions

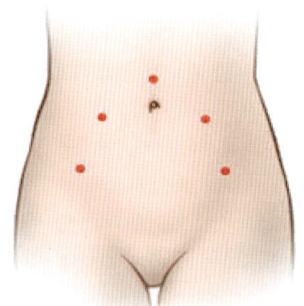

da Vinci® hysterectomy incision

절개법에 따른 개복 수술의 종류

근종의 크기나 수, 위치에 따라 수술방법은 바뀔 수 있고 전자궁 적출술까지 시행해야 할 가능성도 크답니다.

점막하 근종은 초음파, 자궁난관 조영술, 자궁경을 통해 진단될 수 있는데요.

작은 크기의 근종일 경우 개복으로 수술 시에는 만져질 수 있지만 복강경으로 시행했을 때는 놓칠 수도 있어요. 그렇기 때문에 질식 초음파를 수술 전에 시행하는 것이 바람직합니다.

2) 복강경하 근종 절제술

복강경을 이용한 자궁근종 절제술은

▷ 개복술에 비해 합병증이 적고,

▷ 수술부위의 통증이나 출혈, 감염의 위험이 적으며

▷ 수술 후 회복이 빨라서 입원 일수가 줄고, 일상으로의 복귀가 빠르고

▷ 수술 후 유착이 적고 미용상으로도 좋으며

▷ 기타 다른 문제점이 발생하는 경우가 더 적다

…는 장점을 가지고 있어요.

그래서 '복강경하 근종 절제술'은 개복술을 대체할 수 있는 수술 방법이긴 하지만, **복강경을 사용하기 위해서는** 우선 (a)심질환이 있는지 (b)혈역학적으로 불안정하지 않은지 (c)과거에 수 회의 복강 내 수술을 한 적이 있는지 (d)마취가 어려울 정도의 다른 질환이 있는 지 등에 대해서 확인이 필요하고, 이에 해당되지 않는 지 충분한 검토가 필요해요.

물론 모든 근종이 복강경하 자궁근종 절제술을 시행할 수 있는 것은 아니에요.

복강경하 자궁근종 절제술을 하려면, 우선 환자의 근종이 복강경으로 접근 가능한 것이어야 하고 이는 집도의의 기술이나 수술 방법에 따라 크게 달라지게 된답니다.

일반적으로 **복강경하 자궁근종 절제술이 적합한 환자**는 (a)3개 미만의 근종이 존재하며 (b)근종의 크기가 8~9cm를 넘지 않거나 (c)크기에 상관없이 목이 있는 근종일 경우라고 볼 수 있어요.

그리고 자궁근층이나 장막하에 존재하는 근종일 경우 15cm 이하거나, 근종이 3개 이하일 경우 시도해 볼 수 있지요.

그러나 복강경하 근종 절제술을 받고 난 후 임신했을 때 자연적으로 자궁 파열이 발생하는 경우가 유경근종, 점막하 근종, 근층 내 근종 등 모든 종류의 근종에서 발견되었고, 이는 주로 임신의 2·3분기 시기(임신기간을 세 등분하여 각 3개월씩 나누었을 때 4개월에서 9개월 사이)에 발생했답니다.

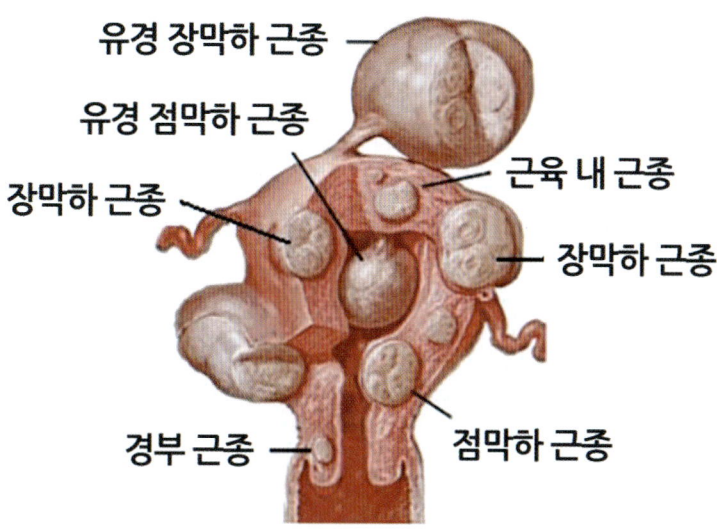

자궁근종의 종류

그러므로 근종 절제술을 받은 환자는 임신 중 어느 때고 자궁 파열이 일어날 수 있다는 점에 대해 분명히 주지하고 있어야 해요.

뿐만 아니라 때로는 아기를 잃을 수도 있고 출혈이 조절되지 않은 경우에는 결국 자궁 적출을 시행할 수 있음에 대해서도 알고 있어야 하고요.

따라서 복강경 근종 절제술을 받은 환자들이 임신했을 때는 특히 주의 깊게 관찰해야 하고 복통에 관련된 모든 증상들이 발생할 경우 즉시 검사를 시행해야 최악의 상황을 피할 수 있어요.

사실 근거는 부족할지라도 산부인과 의사들은 "안전의 측면에서 대부분 근종 수술 방법에 상관없이 근종 절제를 했던 병력이 있는 환자라면 제왕 절개술을 권한다"고 이야기해요. 특히 근종이 근층을 관통하여 있었던 경우라면 더욱이 그렇답니다.

이밖에 '복강 내 세절술'에 대해서는 앞서 8장에서도 언급했듯이 미국 FDA은 "복강경 세절제술로 자궁 근종을 제거 받은 여성의 경우 예상치 못한 암이 퍼지게 될 위험이 존재할 수 있다"고 경고하기도 했어요.

그리고 FDA은 "근종 절제술을 받은 후 대략 350명당 1명 정도의 확률로 육종으로 진단되었다"고 보고 있지만, 사실 복강 내 세절술 중 장과 혈관의 손상 합병증의 발생률은 보통 축소하여 발표하기 때문에 정확한 발병률을 파악하긴 힘들어요.

하지만 세절술이 진단되지 않은 악성 종양을 복강 내로 퍼트리는 위험성은 분명하고, 근층 내 근종이 있었거나 유의미하게 자궁벽의 결손이 있는 환자의 경우라면 자궁 내막과 점막 사이에 '샛길(체표면에 비정상적으로 구멍이 생겨 다른 인접한 장기와 연결되는 길)'이 발생할 경우가 높죠.

따라서 개복하 근종 절제술을 시행하는 동안 자궁강이 노출되거나 점막하 근종 또는 큰 근층 내 근종을 제거한 경우에는 차후 임신 시 반드시 제왕절개술을 시행해야 하는 것이 맞아요.

앞서 01장 내과적 치료 파트에서 "수술 전 성선자극 호르몬 분비 길항제(GnRHa)를 사용하는 이유는 근종의 크기를 줄이고 수술 중 출혈량을 줄이기 위해서"라고 설명한 것 기억하지요?

GnRHa를 사용한 후 시행한 수술 중 '실혈량(다량의 혈액이 출혈에 의해 상실되는 것)' 감소에 대한 여러 연구 결과에도 불구하고, 일부 연구에서는 또 전혀 그렇지 않다는 결과를 내놓기도 했어요.

GnRHa은 비용이 비싼데다가 혈액 속의 에스트로겐이 정상치 이하인 상태를 의미하는 '저 에스트로겐혈증'으로 인한 부작용을 경험하게 할 가능성도 있으며, 자궁근종의 재발 위험도 증가시키는 원인으로 작용하는 등의 단점들을 가지고 있어요. 그렇긴 해도, 수술 전 GnRHa은 월경과다 방지를 주 목적으로 자궁경하 근종 절제술과 같이 덜 침습적인 수술을 위해 적용할 수 있어요.

3. 로봇 수술 (Robotic Surgery)

복강경 수술이 도입된 이후 ▲적은 출혈 ▲낮은 유착 발생률 ▲수술 후 통증 감소 ▲짧은 입원기간 ▲일상 생활로의 복귀가 빠르다는 장점 등으로 인해 복강경 수술이 개복 수술보다 선호되고 있는 것은 사실이에요.

하지만 보다 복잡하고 힘든 수술에 있어서는 기술적 한계로 인해 복강경을 적용시키기 어려웠죠.

그런데 1980년대 이후 의료용 로봇들이 도입되어 복강경 수술의 한계를 극복한 '로봇 수술'이라는 최소 침습 수술이 도입되었답니다.

로봇 수술은 복강경 수술에 비해 다음과 같은 많은 장점을 가지고 있어요.

고식적 복강경 수술	로봇 도움 하 복강경 수술
2차원 화면	3차원 HD 화면
손떨림 보정되지 않으며 기구의 각도가 고정되어 있음	손떨림 보정 및 7각도, 360도 회전을 통해 미세 움직임 가능
수술을 집도하는 술자의 불편함	인체공학적인 콘솔로 움직임이 편리
박리의 어려움	정교한 박리가 가능
일부 위치의 봉합 어려움	위치에 관계없이 봉합이 쉬움
긴 LEARNING CURVE (학습 곡선)	짧은 LEARNING CURVE (학습 곡선)

고식적 복강경 수술과 로봇 도움 하 복강경 수술의 비교

그러나 로봇 시스템은 촉각이 없어 감각의 피드백을 전적으로 시각에 의존해야 할 뿐만 아니라 무겁고 많은 공간이 필요하며 기존 복강경에 비해 투관침 부위가 8mm 정도로 크다는 단점이 있어요.

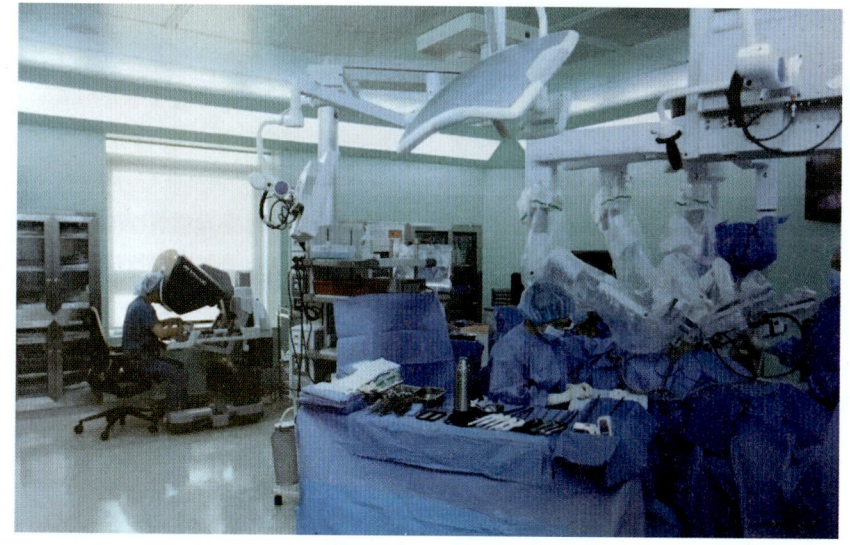

로봇 도움 하 복강경 수술

앞서 언급한 바와 같이 로봇 수술은 고식적 개복 수술과 같은 수술 효과를 보장하면서도 유착과 출혈이 적고, 입원 기간이 짧은 복강경 수술의 장점까지 같이 지니는 획기적인 방법이라는 점은 부정할 수 없어요.

그렇기 때문에 봉합에 많고 주의를 기울여야 하는 자궁근종 절제술에 로봇 수술이 유용하다고 예측할 수 있겠죠?

실제로 로봇 자궁근종 절제술과 고식적 개복 자궁근종 절제술을 비교한 여러 논문에서 "개복수술에 비해 로봇 수술에서 출혈이 적고 합병증 발생률도 낮으며 입원 기간 또한 짧다"는 사실을 확인할 수 있어요. 하지만 로봇 수술의 단점으로 수술 시간이 더 오래 걸리고 비용 면에서도 부담이 더 커진다는 점이 지적되었답니다.

결론적으로 로봇 수술은 복강경 수술의 장점을 살리면서도 동시에 개복 수술과 유사한 안정성을 가지고 있기에 자궁 보존을 원하지만 자궁근종의 크기가 크거나 위치가 좋지 않아 개복 수술을 할 수밖에 없는 환자의 경우라면 그 대안으로 로봇 복강경하 자궁근종 절제술을 시행해 볼 수 있겠습니다.

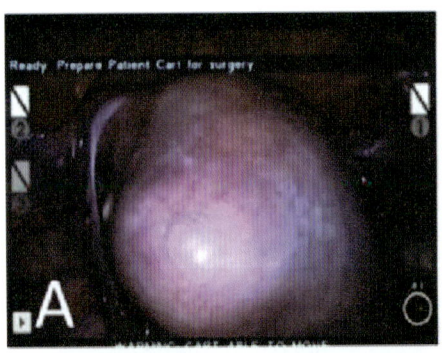
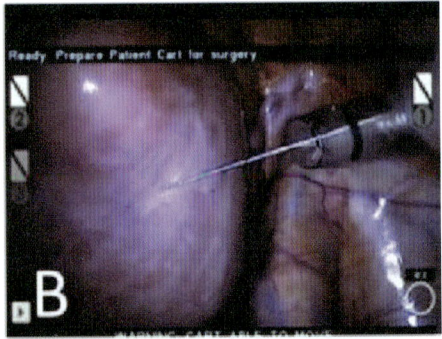
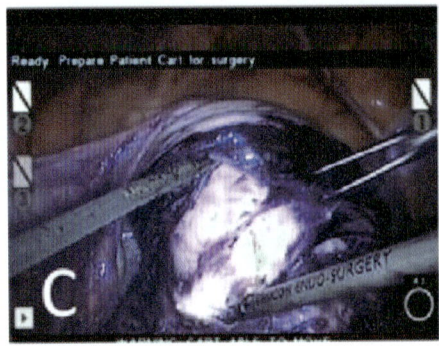
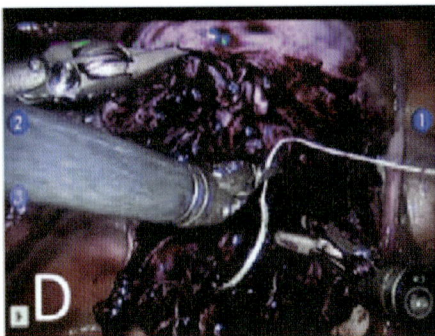

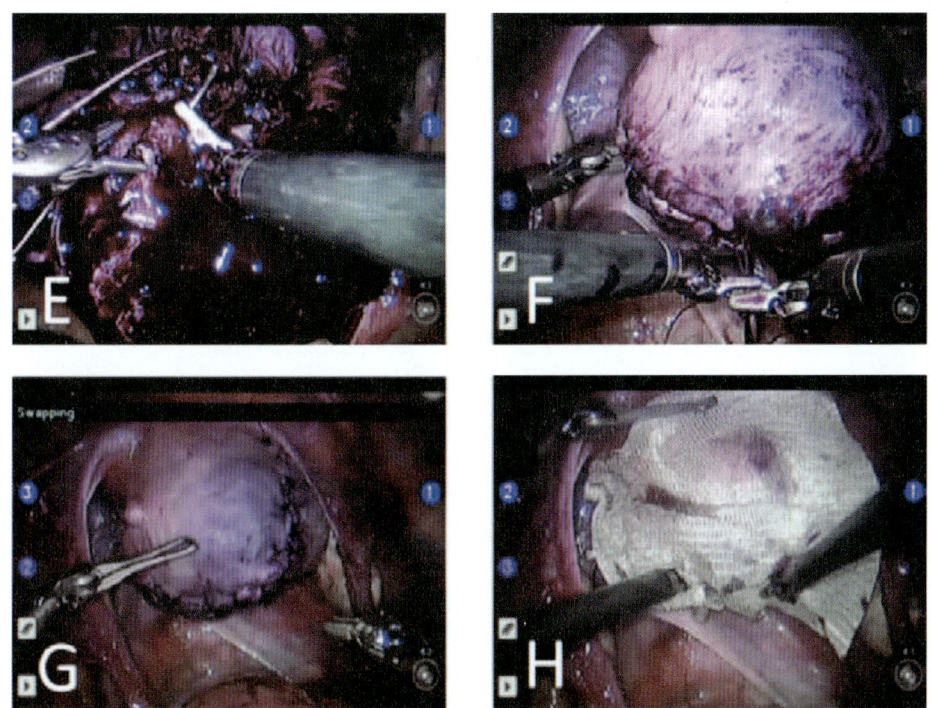

로봇 도움 하 자궁근종 절제술

Part 4 치료

03 중재적 치료 (Interventional Management)

중재적 치료, 즉 인터벤션(intervention)이란 새로운 치료 방법으로 신체를 크게 절개하지 않고 여러 가지 기구를 이용하여 질병을 치료하는 것을 의미해요.

자궁근종의 중재적 치료에는 '고주파 자궁근종 용해술'과 '고강도 초음파 집속술(하이푸)', 그리고 '자궁 동맥 색전술'이 있어요.

이번 장에서는 이 3가지 중재적 치료를 살펴보도록 할게요.

1. 고주파 자궁근종 용해술(Radiofrequency Myolysis)

고주파 자궁근종 용해술(이하 자궁근종 용해술)이란 초음파 유도 하에 자궁근종의 중앙부에 고주파를 발생시키는 바늘을 삽입하여 근종을 열치료하는 방법을 말해요.

자궁근종 용해술에 사용되는 고주파 에너지는 10~900KHZ 정도의 빈도를 보이고, 이 고주파 에너지는 근종 세포 내부의 물을 가열하여 세포를 사망케 하는 방식인데요.

여기서 고주파 에너지로 인해 발생되는 열은 전도되면서 주변 조직으로 퍼져나가게 되고 주변의 근종 먹이 혈관을 응고시키게 되는데 혈관 내부 혈액들이 응고되면서 부분적인 미세 색전증의 효과를 갖게 되는 것이죠.

이때 열의 전도 정도는 근종의 크기나 바늘의 크기에 따라 달라질 수 있고, 근종 내의 수분 함량이나 이차 변성 등 근종의 상태가 어떠냐에 따라서도 차이가 날 수 있어요.

1) 자궁근종 용해술의 방법

우선 '자궁근종 용해술'은 일반적으로 전신마취나 수면마취 하에 시행되지만 때로는 마취 없이 시행하는 경우도 있어요.

그러나 시술의 성격상 고주파 발생 바늘을 근종에 삽입해야 하기 때문에 환자가 움직일 가능성이 없도록 어떤 식으로든 마취를 시행하는 것이 더 좋겠죠?

환자는 다음 그림과 같이 근종의 위치에 따라 접근이 용이한 자세를 취해야 하는데, 'supine' 자세나 'lithotomy' 자세 모두 가능해요.

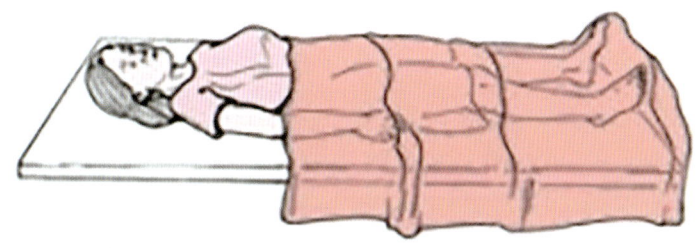

Supine 자세 주로 복부, 흉곽, 골반, 하지 수술 등을 용이하게 하기 위한 자세

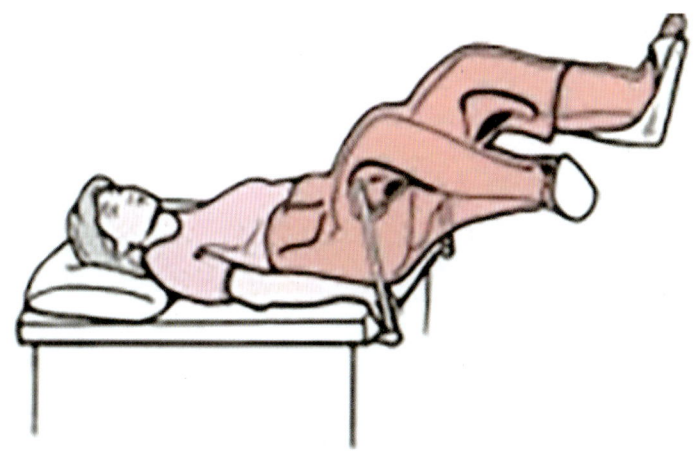

Lithotomy 자세 주로 분만이나 생식기의 검사, 수술 등 부인과 진료를 용이하게 하기 위한 자세

<mark>자궁근종 용해술</mark>은 초음파 유도 하에 시행하는 시술로, 복강경으로 자궁근종 용해술을 하는 경우에도 시술의 모니터링은 초음파로 시행해야 해요.

시술 중 초음파를 신체 어느 부위를 보면서 할지, 바늘의 접근 방법 또한 어디에 삽입하여 접근할

지 등이 매우 다양하게 가능하기 때문에 초음파를 어떤 접근방법으로 시행할 것이며 고주파 발생 바늘을 어떤 경로로 삽입할 것인지에 따라 환자의 자세를 결정해야 하는 것이죠.

바늘을 적절한 위치에 삽입하는 데 바늘의 끝이 어디에 위치하는 지 반드시 전 과정을 초음파로 모니터링 해야 하는 것이 중요한데요.

이때 삽입 후 바늘의 끝 부분이 근종의 외부로 나가지는 않았는지 다시 한번 이중확인을 하는 일은 필수랍니다.

만약 위치가 명확하지 않았다면 절대로 가열을 실시해서는 안되고 필요하다면 바늘을 다시 제거하고 재위치 시키는 과정을 반복해야 하는 것이죠.

물론 가열을 시작한 후에도 원하는 근종 부위에서 적절한 반응이 나타나는 지 확인하는 것은 필수겠죠?

관찰하였을 때 예상한 근종 부위에 반응이 없다면 바늘 끝이 다른 곳에 가 있을 가능성이 있기 때문에 신속히 가열을 중단하고 바늘을 제거해야 한답니다.

가열 후 약 5분에서 20분 정도면 대부분의 5~6cm 근종들은 가열이 완료된다고 해요.

그러나 가열을 많이 하는 경우에는 시술 결과는 좋을지라도 주변 장기 손상 등의 합병증이 있을 수도 있으므로 항상 주의를 기울여서 정도를 조절해야 합니다.

2) 자궁근종 용해술 환자의 선택

자궁근종 용해술은 자궁근종이나 자궁 선근증을 있으며 향후 임신을 원하지 않는 여성을 대상으로 하는 치료방법이에요.

자궁 선근증의 경우에는 병변이 국소적으로 몰려있는 경우에 시행하고 자궁근종의 위치에 따른 선택이라면 점막하 자궁근종의 경우 가장 추천하고 있어요.

무엇보다 자궁근종 용해술은 (a)근종이 악성으로 의심되는 경우 (b)원인미상의 자궁출혈을 동반하는 경우 (c)급성 골반 내 염증성 질환이 있는 경우 (d)임신중인 여성 (e)MRI 상에서 이차 변성이 진행된 근종이라면 시술하지 않아야 해요.

게다가 임신을 원하는 여성이나 7cm 이상의 근종을 가지고 있을 경우에도 상대적으로 금기해야 하고 시술 전 특별한 주의를 기울여야 합니다.

3) 자궁근종 용해술의 결과와 합병증

고주파 자궁근종 용해술을 시행한 후 근종의 부피 감소율은 1개월째 41.5%, 3개월째 59%, 6개월째 77%로 보고된 바 있고 국내 보고에서도 6개월 째 부피 감소율은 53.5%~65.6%로 보고되었어요.

합병증을 살펴보면 고주파 자궁근종 용해술은 열 치료의 일종이기 때문에 고열로 인한 장기손상이 발생할 수 있어 시술 시 주의를 요해요.

이밖에 고주파 발생 침으로 인해 방광이나 장의 천공이 생길 수도 있고 천공 후 가열하면 이로 인해 열 손상이나 복벽 화상이 생길 수 있어요.

그 외에도 기타 출혈, 질 분비물 증가, 통증, 감염 등이 발생할 수 있답니다.

시술 후 자궁 내 염증반응은 3주에 4주가량 지속되는데요. 이 기간 내의 생리는 오히려 생리통을 심하게 만들거나 생리 양이 많아질 수도 있어서 가능하면 생리를 하지 않도록 약물복용 및 호르몬 억제 주사를 사용하는 것이 좋아요.

2. 고강도 초음파 집속술(High-Intensity Focused Ultrasound, HIFU)

고강도 초음파 집속술, 다른 말로 하이푸는 매우 높은 출력의 초음파를 작은 한 점에 집속(focusing)시킴으로써 발열 등의 치료 효과를 유도하는 매우 최신의 치료법이에요.

하이푸는 진단용 초음파와 마찬가지로 인체 조직을 투과하기 때문에 피부를 치료 창에 접촉시킨 상태에서 신체적 고통 없는 완전히 비침습적인 방식으로 몸 속의 자궁근종을 치료할 수 있어요.

이러한 (a)비침습성에 의해 경감된 신체적 부담 (b)빠른 회복 속도, 그리고 (c)바늘조차도 사용하지 않음으로써 환자의 심리적 안정을 유도한다는 장점으로 인해 요즘 시행이 급증하는 추세이기도 해요.

그러므로, 하이푸에 대해서는 조금 더 자세히 살펴보겠습니다.

1) 개요

초음파가 인체에 흡수되면 조직 분자의 운동이 유발되고, 이로 인해 분자간 마찰열이 발생하는 데 이것이 하이푸에 의한 발열의 원리랍니다.

하이푸 치료는 돋보기의 원리처럼 초음파를 한 점으로 모아서 종양 전체를 치료하게 되는 방식인데요.

어릴 때 돋보기로 햇볕을 모아 불을 지폈던 기억 있으시죠? 그것과 비슷한 원리라고 생각하시면 쉬워요.

하이푸는 초음파가 한 점에 모이면 수초 내 에너지 수준이 충분히 증가해 조직의 온도 상승을 유발할 수 있는 논리를 이용한 치료법이랍니다.

초음파는 인체 조직을 투과하므로, 하이푸 치료는 피부를 치료 창에 접촉하는 것만으로도 적용 가능해 칼을 전혀 대지 않아도 되는 완전 비침습적 치료라는 큰 장점을 가지고 있죠.

자궁근종을 포함해 모든 양성/악성 종양은 특정 수준 이상의 열량을 받으면 단백질 변성이 유도되어 다시 전으로 되돌아갈 수 없는 '비가역적 응고괴사(coagulation necrosis)'가 유발되는데요.

다시 말해서 하이푸로 섭씨 65도로 온도를 올리면 순간적으로 생체 조직의 비가역적 응고괴사가 유발된다는 의미에요.

자궁근종의 하이푸 치료 시 이러한 온도 상승의 정도는 몇 가지 내·외부적 요인에 의해 영향을 받는데요. 우선, 가장 중요한 인자는 근종 조직의 '평활근 세포 성분'과 '콜라젠 섬유 성분'의 조성 비에요.

평활근 세포는 물 성분이 많은 반면 콜라젠 섬유는 물 성분이 적어요. 물이 많으면 온도 상승이 쉽지 않겠죠?

따라서 물 성분이 많은 세포성 근종은 하이푸로 온도 상승을 유발하기가 힘들고 따라서 높은 출력의 하이푸를 사용해야만 응고 괴사가 유도될 수 있어요.

그리고 자궁근종의 하이푸 치료 시 온도 상승에 영향을 미치는 또 다른 중요한 내부 인자는 '근종의 혈류량'이에요.

혈류량이 많을수록 고열치료에 의한 온도 상승이 어려운데 이는 체온으로 유지되는 혈류가 조직에 가해지는 열을 빼앗는, 소위 열씻김 현상 때문이지요.

쉽게 설명하자면 혈류량이 많은 근종은 온도 상승이 어렵고, 그만큼 높은 출력의 하이푸를 사용해야 적절한 치료를 할 수 있다는 의미랍니다.

이 밖에도 복벽의 피하 지방층이 두껍거나 근종이 피부로부터 너무 깊은 골반강에 위치해 있으면 하이푸 에너지가 감쇄되어 실제 초점 영역에서 상당량의 에너지가 소실되고 결과적으로는 하이푸 치료의 효과도 떨어지게 되는 것이죠.

이렇게 외부 인자도 하이푸에 의한 온도 상승에 영향을 미친답니다.

2) 하이푸 치료법

① 하이푸시술의 역사

그렇다면 우리나라에는 언제부터 어떻게 자궁근종 하이푸 치료가 시작되었을까요?

하이푸 치료가 없었다면 현재도, 또한 앞으로도 수술과 마취 그리고 자궁 적출로 이어지는 자궁근종 치료의 굴레를 벗어날 수 없었을 지도 몰라요.

나비 효과처럼 역사의 흐름 중 어떤 한가지 일이 없었다면 어땠을까 궁금해지기도 하는데요. 그러한 차원에서 국내 하이푸 치료의 역사를 이야기해보고자 합니다.

2009년 인천기독병원에 간암치료 특화를 위해 당시 가격으로 38억의 기계가 도입되었는데 기계가 워낙 고가이다 보니 수술보다 치료 비용이 커졌죠.

짐작하실 수 있으시겠지만 간암 치료에는 다양하고 좋은 방법들이 이미 많았고, 외국뿐만 아니라 한국도 간암보다는 자궁근종 환자의 수가 더 많았던 것이 현실이었기에 하이푸와 자궁근종에 대한 논문들이 이때부터 서서히 등장하기 시작했어요.

이후 인천기독병원 재직 당시 신의료 기술 신청에 참여하였고, 이때 신청된 신의료 기술 신청이 2013년 2월에 통과되어 산부인과에서의 하이푸 치료가 본격적으로 시작될 수 있었답니다.

그렇게 초음파 하이푸를 이용한 자궁근종 치료가 공인되면서 다양한 회사들이 관련 장비를 등록하기 시작했는데요. 각 회사별 기술의 노하우 차이도 있고 장비 별 성능 차이뿐만 아니라 장단점도 각기 다르답니다.

② 하이푸 시술의 효과

하이푸 치료 후 이어지는 다양한 후기와 의견들을 보면 환자들은 치료 효과에 대한 만족도를 높이 느끼고 있는 것으로 나타나고 있어요.

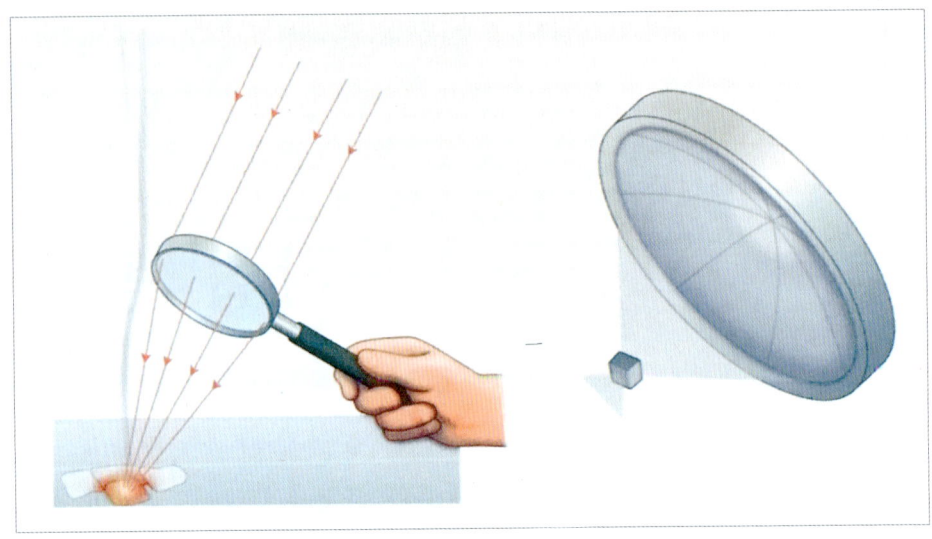

하이푸 치료의 원리

인간의 몸과 그 안에 생기는 질병은 똑같은 구조로 획일화된 작업을 하는 기계와는 근본적으로 다르잖아요? 그래서 하나부터 열 끝까지 풍부한 경험과 장인 정신이 바탕이 된 치료가 가장 중요해요.

최고의 장인이 정성과 혼을 다해 작품을 대하듯 최신의 정교한 기계를 도구 삼아 환자에 대한 애정으로 혼신을 기울이는 노력을 더해야 가장 최고의 치료 효과를 거둘 수가 있답니다.

③ 하이푸 장비의 비교

▶ MRI 하이푸 VS. 초음파 하이푸

하이푸 장비들은 MRI를 보면서 치료하기도 하고 초음파를 보면서 치료하기도 하는데요. 국내에 있는 'MRI 하이푸(MR-HIFU)'와 '초음파 하이푸(US-HIFU)'에는 어떤 차이점이 있을까요?

하이푸 치료는 근본적으로 소리를 모아 근종 부위를 태우는 초음파 돋보기라고 보면 되는데요. 치료과정에서 MRI를 통해 확인하면서 치료하거나 초음파 화면을 보면서 치료하게 됩니다.

당연한 이야기지만 자궁의 근종도 초음파상 자궁근종보다 MRI 이미지가 선명하답니다. 그러나 MRI 하이푸보다 초음파 하이푸가 더 증가하고 있는 이유는 왜일까요?

MRI는 실시간이 아닌 고정영상이므로 뇌와 뼈처럼 움직이지 않는 고정장기들을 정밀하게 치료하는 데 효과가 높은 것은 사실이지만 기본적으로는 멈춰진 단편 사진과 같아요.

반면 초음파 영상은 이미지가 상대적으로 흐리긴 해도 실시간으로 움직임을 확인할 수 있는 장점을 가지고 있어요.

예를 들어 자궁은 골반 안쪽에 떠 있는 기관이라 숨을 쉬거나 뛰거나 움직이게 되면 자궁도 같이 움직이게 되는데요.

그렇기 때문에 하이푸 시술 중에는 멈춰진 단편의 선명한 사진보다는 자궁의 실시간 이동을 살펴 볼 수 있는 영상 화면이 더 유용하죠.

국내의 MRI 하이푸 장비들은 주로 대학 병원의 영상의학과에서 보유하고 있고 담당 하이푸 치료 또한 영상의학과에서 이루어지고 있답니다.

	초음파 하이푸(US-HIFU)	MRI 하이푸(MR-HIFU)
치료 중 온도측정	불가능	가능
자기조정 피드백 컨트롤	불가능	가능
조직대조도	낮음	높음
영상범위	좁음	넓음

타장기 관찰기능	낮음	높음
실시간 영상기능	높음	낮음
장기 운동에 대한 취약성	없음	높음
치료 시간/횟수	차이 없음	
공간 요구도	낮음	높음
장비 가격 및 운용 비용	낮음	높음

초음파 하이푸와 MRI 하이푸의 비교

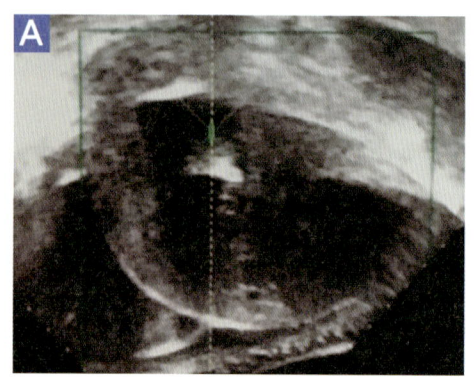 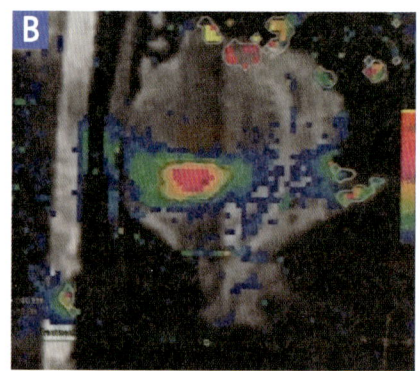

하이푸 치료의 영상 유도 방식 US-HIFU (A) 초점 부위의 고 에코 변화를 통해 치료 부위를 알 수 있음
MR-HIFU(B) 치료 부위의 온도 변화를 측정히 치료 부위를 알 수 있음

▶ 국내 하이푸 장비들

하이푸 치료의 기본은 소리를 모아서 태우는 초음파 돋보기이며, 소리의 특성상 물은 그냥 통과하는 속성이 있어 초음파를 방출하는 스피커 주위에는 물이 항상 있어야 해요. 즉, 초음파가 물을 통과하여 우리 몸의 혹(근종)에 모아지면 이것을 태우게 되는 형식이죠.

국내의 산부인과 병원들에는 다양한 초음파 하이푸 장비들을 통해 하이푸 시술이 이루어지고 있는데요.

이 하이푸 장비들은 누워서 하기도 장비도 있고 엎드려서 치료하기는 장비도 있어요.

엎드려서 치료하는 경우라면 초음파 돋보기가 아래에 있고 물도 아래에 있게 되죠. 따라서 중력으로 인해 자궁의 근종이 초음파 가까이 오게 되니 치료가 좀 더 용이해 진답니다.

그리고 물에 몸을 담그고 있어 피부의 온도를 떨어뜨리는 효과가 있으니 화상의 위험도도 감소시키는 장점이 있어요. 그러나 그만큼 장비가 커지게 되고 가격은 비싸지겠죠?

반면에 누워서 치료하는 하이푸 장비의 경우 초음파 돋보기가 위에 있고 물도 위에 있어 쏟아지지 않도록 막을 씌워야 하고, 중력으로 인해 자궁의 근종은 침대 쪽으로 가게 되니까 초음파 돋보기와 멀어지는 형상이라 자연히 치료가 까다로워집니다.

또한 피부의 온도를 떨어뜨리기 어려워 화상의 위험도가 증가하게 되지만 상대적으로 장비의 크기는 작아지고 가격은 저렴해질 수 있습니다.

엎드려 치료하는 MRI 하이푸 장비인 GE 엑사블레이트와 필립스 소날리브 장비는 주로 대학병원의 영상의학과에서 치료가 이뤄지고 있고, 초음파 하이푸 장비로는 국내 최초로 자궁근종 하이푸 치료에 시행한 충칭 하이푸 JC와 충칭 하이푸 자궁특화장비 최신형 JC200D 등이 있어요.

하지만 결국 치료는 사람이 하는 것이에요. 복강경 수술의 능력 차이가 복강경 기구가 아닌 수술 집도의 경험과 노하우인 것처럼 하이푸 치료 또한 오래된 노하우와 경험만이 최고의 치료 결과를 만들어 내는 것이랍니다.

3) 하이푸 치료의 실제

하이푸 치료는 기본적으로 자궁근종을 지닌 폐경 전의 여성을 대상으로 실시해요.

'과세포성'이나 '과혈관성' 근종의 경우에는 치료 효과가 떨어져 치료에 각별한 주의를 요하는데요. 복벽 지방층이 두꺼운 비만 환자도 치료 효과가 떨어질 수 있음을 고려해야 해요.

하복벽 치료 부위에 이전에 진행했던 수술에 의한 상처가 있다면 화상이나 피하지방층 열손상 합병증이 발생할 수 있어 이 또한 주의를 기울여야 하지요.

특히 모든 하이푸 장비는 초점을 형성할 수 있는 깊이의 제한이 있어서 대상 근종이 매우 크거나 자궁이 후굴되어 있는 경우라면 사용하는 장비의 치료 가능 깊이를 고려해 치료 여부를 결정해야 한답니다.

무엇보다 가장 중요한 점 중 하나는 향후 임신과 출산 가능성이 있는 경우라면 의료진과의 충분한 상담을 통해 어떤 것이 더 중요한지 신중한 고려를 한 후에 치료를 결정해야 해요.

① 하이푸 치료와 자궁근종의 크기

하이푸 치료 시 가장 많이 받는 질문 중 하나는 "근종의 크기가 이렇게 커도 하이푸 시술이 가능한가요?"라는 것이에요.

결론부터 이야기하자면 그 질문의 대답은 "대부분의 근종은 크기와 큰 상관없이 한번의 하이푸 치료만으로는 치료가 가능합니다!"입니다.

하이푸 시술이 까다롭다는 12cm 이상 크기의 근종일지라도 호르몬 치료를 병행하여 크기를 감소시키고 나면 한번의 시술로 치료할 수 있답니다.

앞서 이야기한 것과 같이 자궁근종은 여성 골반에 위치한 자궁에서 발생하는 질병으로 그 위치에 따라 점막하 근종, 근층내 근종, 장막하 근종, 유경성 근종 등 다양하게 부르는데요.

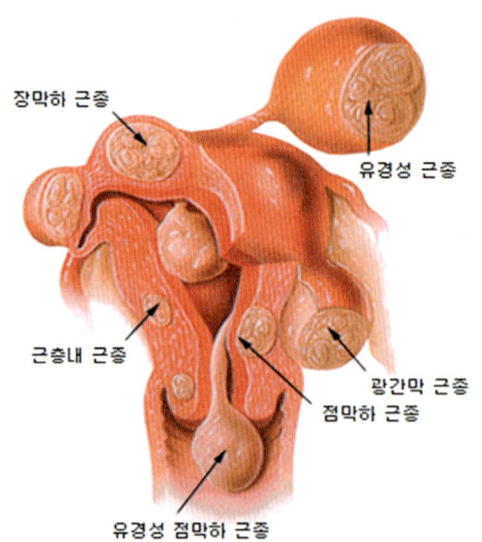

점막하 근종과 같이 아무리 크기가 작을 지라도 위치가 좋지 않아 출혈이 많은 경우라면 치료를 반드시 진행 해야 하고, 출혈이나 불편함은 없는 위치일 경우라도 그 크기가 매우 크다면 또한 치료가 필요해요.

2~3cm정도 크기의 자궁근종이 생리가 떨어져 나오는 내막에 위치하여 점막하 근종이라 불리는 경우, 크기는 아무리 작다고 해도 상당한 출혈을 동반하기 때문에 치료를 해야 하는데요.

이렇게 작은 근종도 하이푸 치료를 선택한다면 자궁은 정상적으로 보호하면서도 정밀한 치료가 가능합니다.

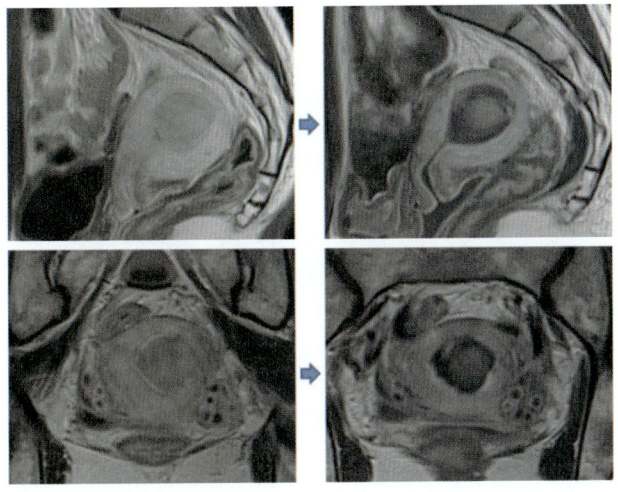

특히 15cm정도의 거대 자궁근종이라면 시술 자체도 까다롭고 시간도 오래 걸리기 때문에 담당의가 꼼꼼하지 못하다면 깨끗한 치료가 힘들겠죠? 다음 사진은 제가 직접 치료한 분의 사진으로, 거대한 근종이지만 90~95% 이상 꼼꼼하게 치료된 모습입니다.

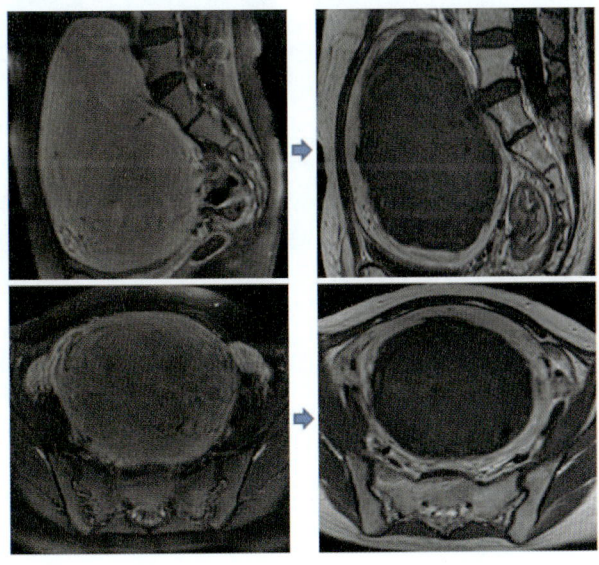

다음은 하이푸 치료의 원리를 보여주는데요. 초음파를 돋보기 모양으로 모으면 아주 작은 한점을 태우게 되고, 이렇게 태워지는 점들을 모아서 전체적인 형태로 근종을 태우게 된답니다.

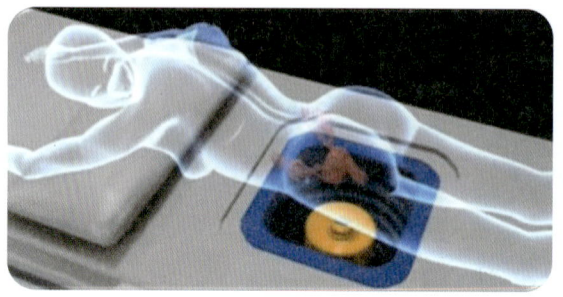
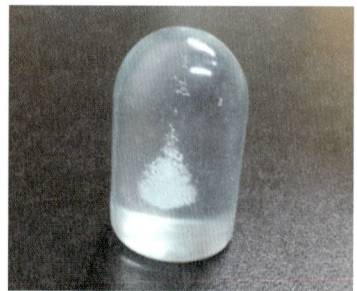

다음 사진은 제가 치료한 환자분의 사진인데요. 치료하는 의사의 경험이 풍부하고, 또한 환자를 꼼꼼하게 치료한다면 다음과 같이 자궁근종을 깨끗하게 치료할 수 있답니다.

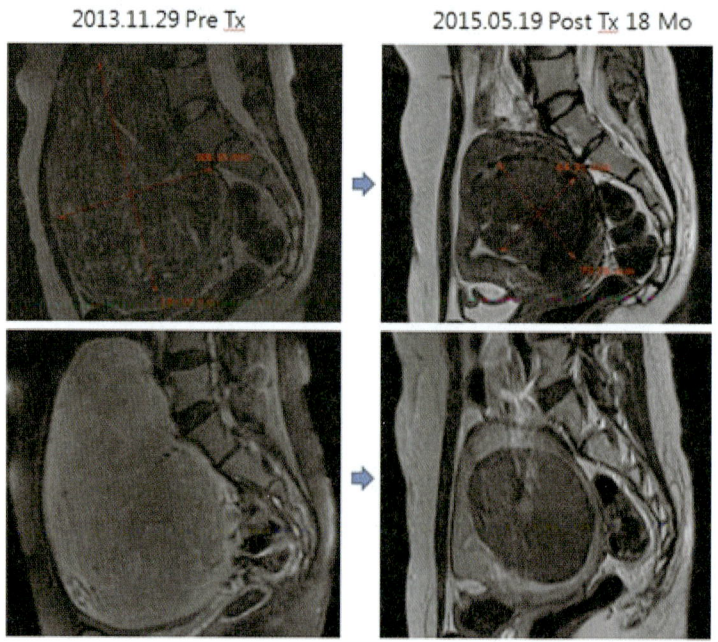

현재 '로앤 산부인과 의원'에서 제가 사용하고 있는 장비는 가장 최근에 개발되어 국내에 도입된 최신 버전인데요.

최신의 기계보다 더 중요한 것은 풍부한 경험과 숙련도를 기반으로 아주 작은 근종에서 거대한 자궁근종까지 정밀하게 치료하는 것이 포인트일 거예요.

제가 인천기독병원에 근무하실 2013년, 보건복지부에 신청한 '신의료 기술'이 통과되면서 현재 하이푸 치료가 활발하게 사용되기 시작한 것이기에 국내 하이푸 치료의 원조라고 말해도 과언은 아닐 거예요.

또한 국제적인 논문 채택으로 치료 효과까지 검증 받은 의료기관은 해외에서도 흔하지 않은데, 국내에선 '로앤 산부인과의원'이 유일하답니다.

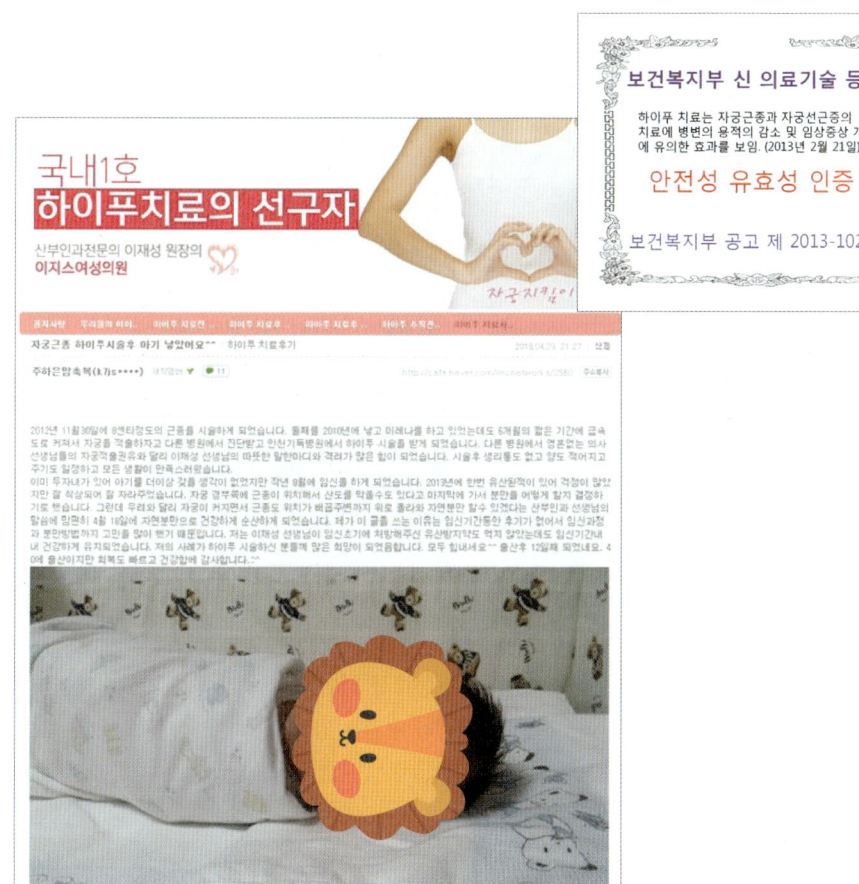

② 하이푸 시술 전 호르몬 치료

자궁근종 하이푸 시술 전과 후에 실시하는 '호르몬 치료'에 대해 들어보신 적이 있나요?

자궁근종은 호르몬에 반응하는 종양이기 때문에 하이푸 시술 시 호르몬 치료가 병행된다면 더욱 좋은 결과를 얻을 수 있답니다.

특히 거대한 자궁근종은 치료 기간도 오래 걸리고 시술의 부작용 위험도 크죠. 그렇기 때문에 하이푸 시술 전에 호르몬 조절을 해준다면 근종의 크기가 크게 줄어 치료에도 도움이 된답니다.

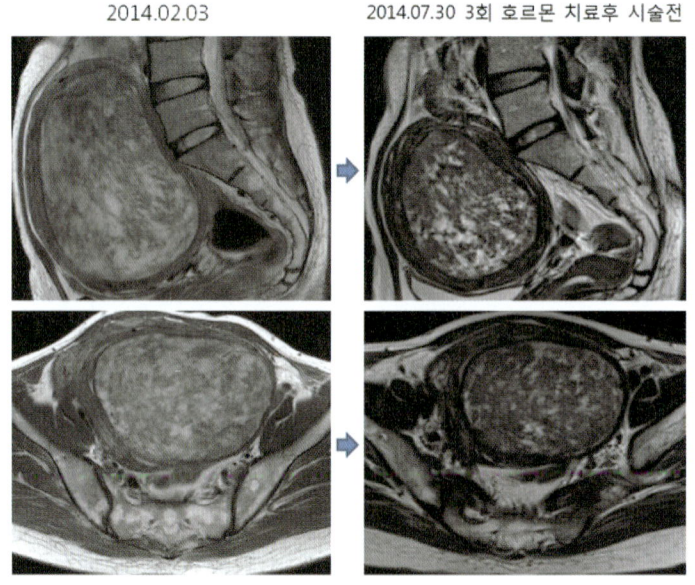

실제로 자궁근종의 약물 요법에 사용되는 'GnRH 길항제'를 하이푸 치료 전에 병행하여 사용하면 근종의 용적을 줄여 치료시간을 감소시킬 뿐만 아니라 혈류를 감소시켜 치료 반응을 향상시키는 데 도움이 된다고 알려져 있어요.

약물 치료 시 사용되는 일반적인 용법과 동일하게 4주 간격으로 3회 피하 주사로 주입하고 마지막 주사일이 시술 예정일의 2~3주 전이 되도록 일정을 조정하게 되는데요.

GnRH 길항제 사용 후 근종의 용적 감소율은 환자에 따라 다양하지만 평균적으로 25% 가량 줄어들게 됩니다.

게다가, 하이푸 시술 전 호르몬 치료를 통해 환자의 근종을 물이 풍부한 근종 또한 수분이 적은 근종 타입으로 만들어 준다면 하이푸 치료에 더욱 좋은 결과를 도출할 수도 있죠.

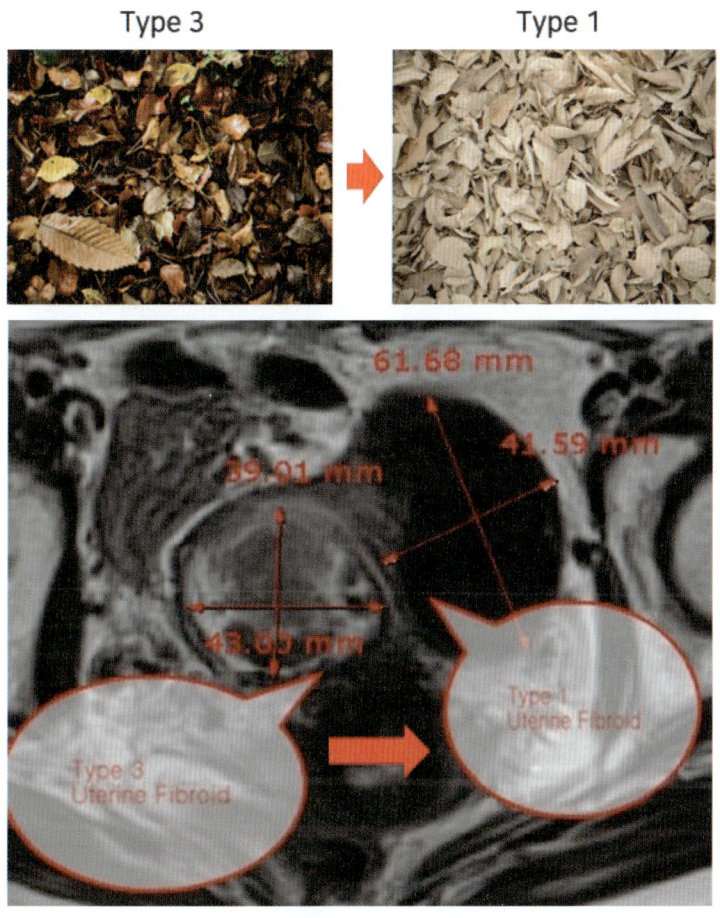

크기가 작고 초음파에 잘 반응한다면 그만큼 부작용의 위험이 낮아지고 치료 시간 또한 짧아져서 수면 진정 시간도 단축되겠죠?

무엇보다 하이푸 치료 전에 약물 요법을 사용하는 결정적인 이유는 조금이라도 더 깔끔하게 근종을 치료할 수 있고 결과적으로 재발의 위험성도 감소시키게 된다는 점이에요.

하이푸 시술 전 호르몬 치료를 한다면 시술 후 덜 회복된 상태일지라도 생리통과 생리 과다 증상을 완화시켜 주고 잔여 병변의 재발 위험성까지도 감소시켜주게 되지요.

너무나 당연한 이야기겠지만 시술은 빨리 하는 것보다 깨끗이 치료하는 것이 더욱 중요하답니다.

③ 하이푸 치료 전 관장

자궁 질환인 자궁근종과 자궁 선근증의 경우 하이푸 치료 전 준비 과정으로서 '관장'을 실시해요.

많은 분들께서 "자궁의 하이푸 치료를 받는데 관장은 왜 하나요?"라는 질문을 많이 하시는데요.

남성에게는 없는 여성만의 기관인 '자궁'은 골반 안쪽에 위치하는 데 골반 안에는 자궁 이외에도 난소와 난관 그리고 주변 조직인 소장과 대장은 물론 방광 등이 위치합니다.

다음 사진에서 자궁 그 주변에는 빨간 색 네모 칸으로 표시된 대장이나 방광 등 각종 장기들이 위치해 있는 것을 확인할 수 있어요.

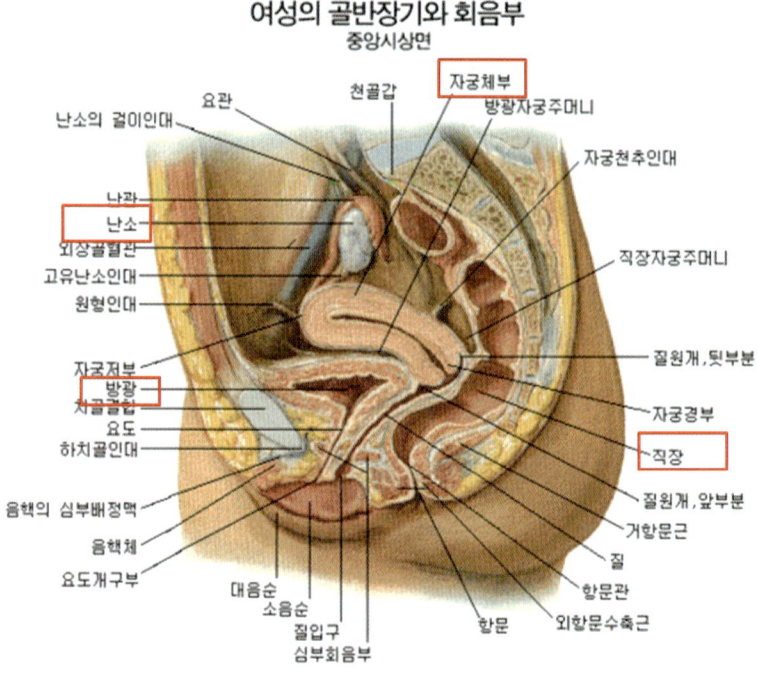

MRI 사진에서도 자궁 선근증과 자궁의 앞쪽으로 소장과 방광이 위치해 있고 자궁 뒤쪽으로 대장이 위치해 있어 치료를 위해 엎드린 자세를 취할 경우에도 자궁의 주변에 이 같은 장기들이 함께 위치하게 됩니다.

하이푸의 경우 기계나 회사별 종류에 따라 누워서 치료하기도 하고 엎드려 치료하기도 하는데 그 어떤 경우에도 초음파는 배쪽으로 진입하는 방식을 취해요.

만약 환자가 엎드린 자세를 취하게 되면 아래의 초음파 돋보기에서 초음파를 방출하게 되고 MRI 사진에서 초음파의 진입 주변에 장기가 위치하게 되지요.

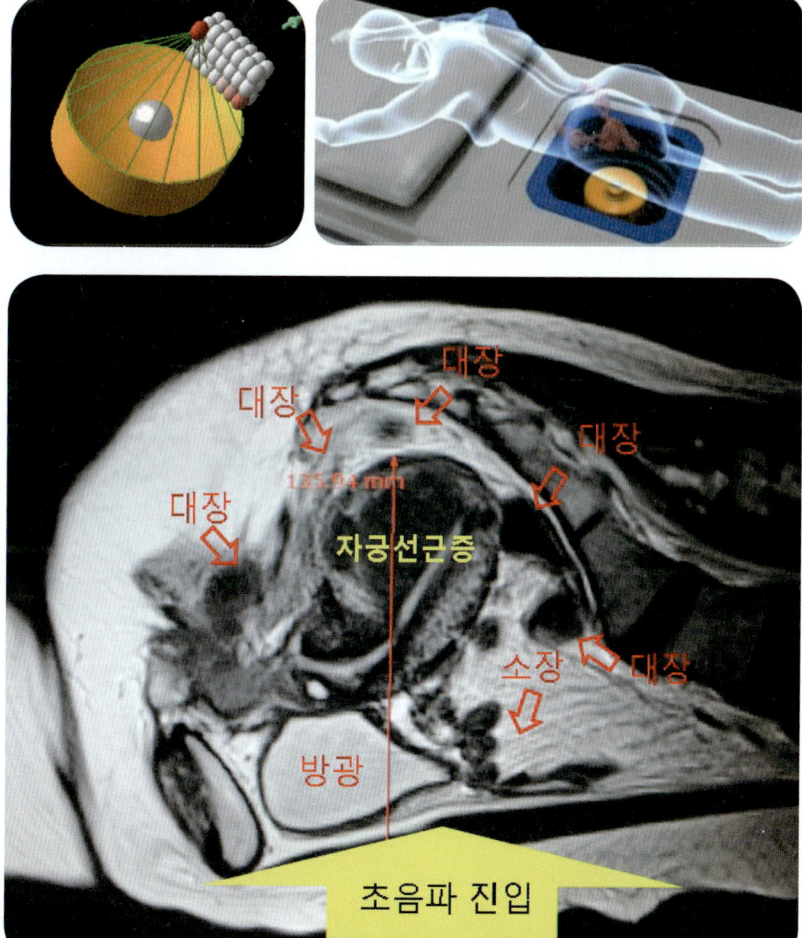

하이푸 치료 효과(아래 표)에서 두 번째로 표시된 효과, 즉 빵과 고기를 오븐에서 익히듯 하는 '오븐 효과(Cavitation Effect)'는 주변으로 열을 확산시키게 됩니다.

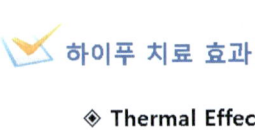

- ◆ Thermal Effect(열 효과) :
  열로서 종양세포를 직접파괴 하는 효과

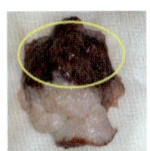

- ◆ Cavitations Effect(오븐 효과) :
  온도 상승에 따라 세포내부의 압력이
  높아져 종양세포가 파괴되는 효과

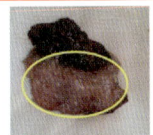

- ◆ Damage to tumor-nourishing blood capillaries :
  종양세포 주변의 종양세포에 영양분을
  공급하는 모세혈관을 파괴 함으로 해서
  종양세포를 고사 시키는 효과

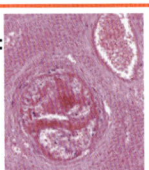

하이푸의 치료 효과

이때 난로가 뜨거우면 주변도 따뜻해지듯 직접적인 치료 부위뿐만 아니라 그 주변으로 확산되는 열이 주변 조직을 가볍게 자극하기 때문에 대장에 대변이 많으면 좋지 않겠죠?

결론적으로, 관장은 치료 시 환자의 안전을 위한 원칙인 것이죠. 비록 장 수술이 아니어도 복부의 모든 치료 시에는 관장을 하는 것이 안전을 위한 기본 원칙인 것과 같은 이치랍니다.

이렇게 원칙을 지켜주어야 안심하고 충분한 치료를 할 수 있고 더불어 좋은 치료 효과 역시 기대할 수 있답니다.

④ 하이푸 치료와 MRI 검사

하이푸 치료의 전과 후에 진행하는 필수 과정 중 하나는 MRI 검사에요. 초음파 검사보다 비용이 더 들긴 해도 꼭 해야 하는 검사랍니다.

그렇다면 왜 '치료 전·후에 MRI 검사'와 '추적 관찰을 위한 MRI 검사'가 필요한 걸까요?

▶ 치료 전 MRI 검사

다음은 각각 자궁과 난소가 있는 골반을 확인하는 'MRI'와 '초음파' 검사의 이미지들인데요. 어디부터 어디까지 치료해야 할지를 판단하기 위해서는 시술 전 자궁근종의 병변을 정확하게 파악하는 것이 우선이에요.

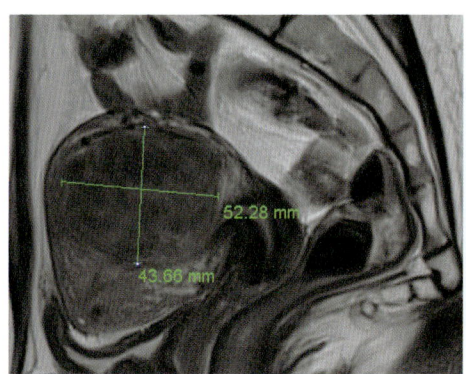 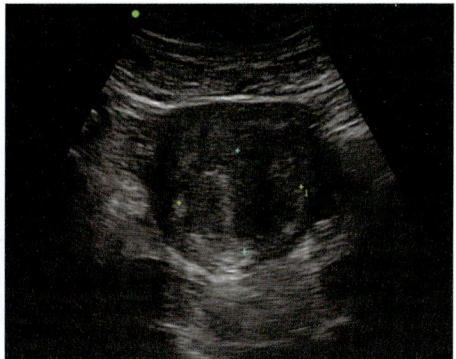

또 하이푸 시술 전 근종이나 자궁에 암이 의심되는 경우라면 바로 수술을 진행해야 하므로 이에 대한 확인도 필요하고요.

Before Treatment MRI

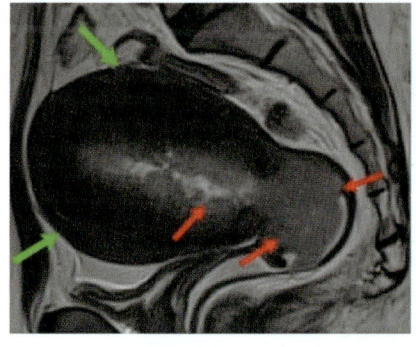 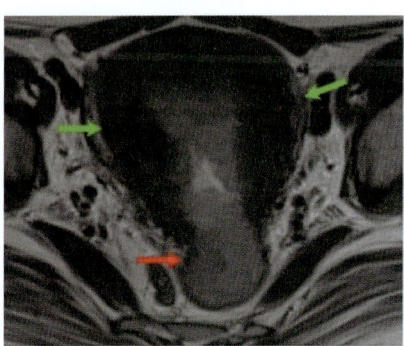

Endocervical curettage Biopsy

Diagnosis . "Endometrium",curettage : . Mixed adenosquamous cell carcinoma,well differentiated,with desmoplastic reaction.

더욱이 하이푸 초점을 근종의 적절 부위에 위치시키고 이로 인한 치료 반응을 정확히 평가하기 위해서 적절한 영상 유도와 감시 장치가 필요할 거에요.

이를 위해 현재 임상에서 활용되는 하이푸 장비들은 초음파 영상이나 자기 공명 영상을 사용하고 있어요.

증상이나 폐경 여부, 임신계획 여부 등 임상적 정보를 제외한 대부분의 조건은 MRI를 통해 평가가 가능하기 때문에 치료 전 MRI 시행은 필수랍니다.

초기 연구에 의하면 자궁근종에 대한 하이푸 치료는 치료가 필요한 근종환자 가운데 약 16~25%에서만 가능하다고 보고하였어요. 그러나 최근 여러 기술의 발달로 그 비율은 높아졌어요.

임상 정보 및 MRI 소견을 기반으로 하이푸 치료에 적합한 환자를 선택하는 일은 불필요한 치료를 방지하고 최종적으로 우수한 임상 결과를 도출하는 데 매우 중요한 의미를 지니므로 신중을 기해야 해요.

만약 치료 결과가 기대한 만큼 나오지 않을 것 같다면 당연히 하이푸 치료 대신 자궁 동맥 색전술이나 수술 등의 다른 치료 방법을 선택하는 것이 중요하겠죠?

그리고 MRI를 통해 자궁근종이 수분을 많이 포함하고 있는지 아닌지 그 성격을 사전에 잘 확인해야 하이푸 초음파를 얼마나 센 강도로 얼마의 시간 동안 치료할 지 판단할 수 있고 가능한 부작용의 위험성을 예상할 수 있어요.

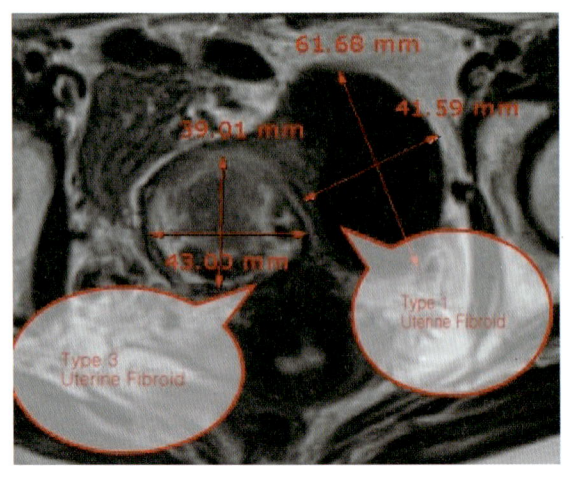

이렇게나 필수적인 MRI 소견 중에서도 가장 중요한 사항은 'T2 강조 영상'에서 근종의 신호 강도 인데요.

근종의 T2 신호 강도에 따라 근종은 Ⅰ형, Ⅱ형, Ⅲ형으로 분류되는데,

▷ Ⅰ형은 골격근과 비슷한 낮은 신호 강도를 지닌 근종

▷ Ⅱ형은 골격근보다는 높지만 자궁근층보다 낮은 신호 강도를 지닌 근종

▷ Ⅲ형은 자궁근층과 비슷하거나 높은 신호 강도를 가진 근종

...으로 정의된답니다.

Ⅰ형, Ⅱ형, Ⅲ형 중 Ⅰ형이 가장 좋고, Ⅲ형이 가장 나쁜 초기 및 중장기 치료 결과를 보인다고 생각하시면 쉽게 이해되실 거에요.

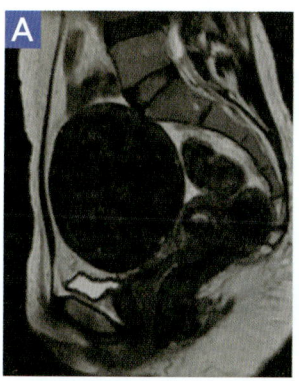 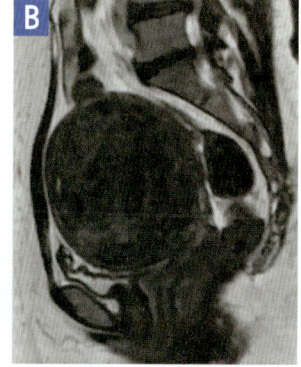 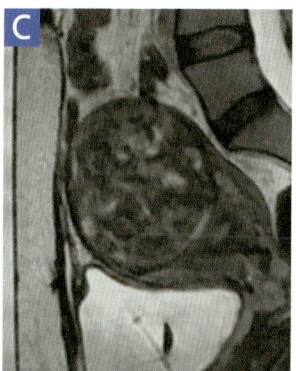

자궁근종의 MRI 영상 자궁근종은 MRI T2 강조 영상(시상면)에서 보이는 강도에 따라 Ⅰ형(A), Ⅱ형(B), Ⅲ형(C)로 구분되며, 치료 반응 예측에 중요함

치료 결과에 영향을 주는 또 다른 속성인 혈류량 역시 관류 MRI로 평가가 가능해요.

조영 증강 MRI의 '상대적 최고 조영증강치(RPE, relative peak enhancement)'가 높을수록 치료 결과가 나쁜 것으로 알려져 있어 이럴 경우 치료 결정 시 반드시 고려해야 한답니다.

이밖에 하이푸 치료의 준비 시, 통증 혹은 장기간 시술로 인해 환자의 신체 상태가 저하되어 시술 중 구토가 생길 수 있어요.

그래서 시술 당일 금식이 권장되고요. 하복벽 제모는 화상 예방을 위해서 중요한 사안이에요.

시술 중의 소변에 의한 근종 운동방지와 소장·대장 이동을 위한 배뇨관을 삽입하고, 투약과 응급 상황에 대한 대처를 위한 정맥혈관 확보도 필요합니다.

자 그렇다면 본격적으로 치료에 들어가 볼까요?

환자는 사용하는 장비에 따라 엎드리거나 눕는 자세를 취하게 되는데 자세를 취한 후 초음파 검사처럼 치료 부위에 음향 커플링을 위해 물이나 초음파 젤을 도포하게 돼요.

하이푸 치료 시 환자는 다양한 정도의 통증을 호소할 수 있어요. 일반적으로는 생리통 정도의 통증이고 동시에 피부 접촉면에 열감을 느끼기도 한답니다.

하이푸가 '천골(골반을 구성하는 뼈로 5개의 천추가 융합해서 된 것)'을 자극하면 골반 뒤쪽이나 '미골(엉치뼈 아래 달려 있는 척추의 마지막 부분)'에 조이는 느낌이나 통증이 느껴지기도 해요.

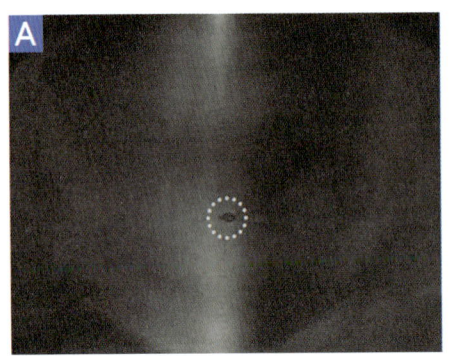 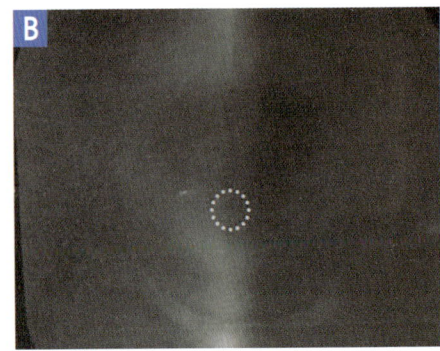

피부 접촉면의 공기방울의 자기 공명 영상

환자의 피부 접촉면에 생긴 공기 방울(A, 점선)이 피부를 재접촉시킨 뒤 사라졌음(B)

때로는 다리가 저린 느낌이나 열감, 통증 등 다양한 증상이 나타나기도 하지만 이러한 증상은 하이푸 치료가 끝나면 즉시 사라지게 되니 너무 염려하지 않으셔도 돼요.

단! 증상이 계속 남아 있다면 치료의 후유증을 의심해 보아야 한답니다.

▶ 치료 후 MRI 검사

치료를 다 했다고 생각했는데 간혹 자궁근종이 미처 치료되지 못한 부위가 남아 있어도 사실은 확인하기 어려운 경우가 많아요.

그래서 치료 후 근종의 응고괴사 여부와 정도를 평가하기 위해 '조영증강 초음파'나 '조영증강 MRI'를 시행하게 되는데요.

조영 증강 MRI란 조영제라는 약물을 정맥에 주입해 MRI를 찍는 기법으로 이를 통해 혈류가 있는 (근종이 살아 있는) 부위와 혈류가 없는(근종이 죽은) 부위가 구별되는 방식이에요. 이 영상을 통해 자궁근종의 몇%가 괴사되었는지 쉽게 알 수 있어요.

비관류 용적비(NPV, 비관류 용적률)는 바로 이러한 자궁근종의 괴사율에 대한 지표인데 시술 직후 조영증강 MRI를 통해 평가된 비관류 용적비는 중장기적 근종의 용적 감소와 환자의 증상 호전과 유의미한 상관관계가 있어 시술 후 임상 결과를 예측하는 데 가장 중요한 지표가 된답니다.

다양한 연구를 통해 치료 직후 "비관류 용적률이 높을 수록 근종의 용적 감소율이 높고 증상 호전의 정도가 커진다"고 밝혀졌어요.

따라서 시술 중 안전이 허용하는 범위에서 근종의 괴사율을 100%로 높이는 노력이 좋은 임상결과를 도출하는 데 가장 중요해요. 당연히 괴사율 100%의 '완전괴사'가 이루어졌다면 최고의 치료 효과를 예상할 수 있는 상태겠지요?

이렇게 치료 후에 시행되는 추적 관찰용 MRI 검사는 미세하게 남아있는 부위가 재발하는지, 다른 부위에서 또 발생되는 부위는 없는지, 혹은 암이 의심되는 부위는 없는지 파악하기 위해 필수적인 요소랍니다.

⑤ 하이푸를 통한 자궁내막 치료

하이푸 시술 후의 '자궁내막 치료'에 대해 들어보신 적이 있나요? 하이푸 시술 후 누구는 하고 누구는 안 하게 되는 이 '자궁내막 치료'는 어떤 경우에 하게 되는 걸까요?

결혼 후 임신을 계획하거나 아직 미혼이지만 차후 결혼을 준비하는 젊은 여성들에게 자궁근종은 난임과 불임의 큰 원인이 될 수 있어요.

일례로 자궁근종의 위치가 워낙 다양하고 자궁내막에 가까이 있는 근종의 경우 아기가 착상하는데 영향을 줄 수 있는데요.

이때 정상적인 자궁 근육층은 보호하면서 자궁근종만 깨끗이 치료할 수 있다면 정상 자궁 근육층으로 자연분만도 가능해요.

물론 자궁내막에 가까운 곳에 하이푸 치료로 괴사된 근종이나 병변이 정상 자궁으로 유착된다면 이 또한 아기의 착상을 방해할 수 있어요. 그래서 자궁내막 치료에서는 유착을 방지하고, 치료 후 자궁 내 찌꺼기를 깨끗하게 제대로 제거해 줘야 합니다.

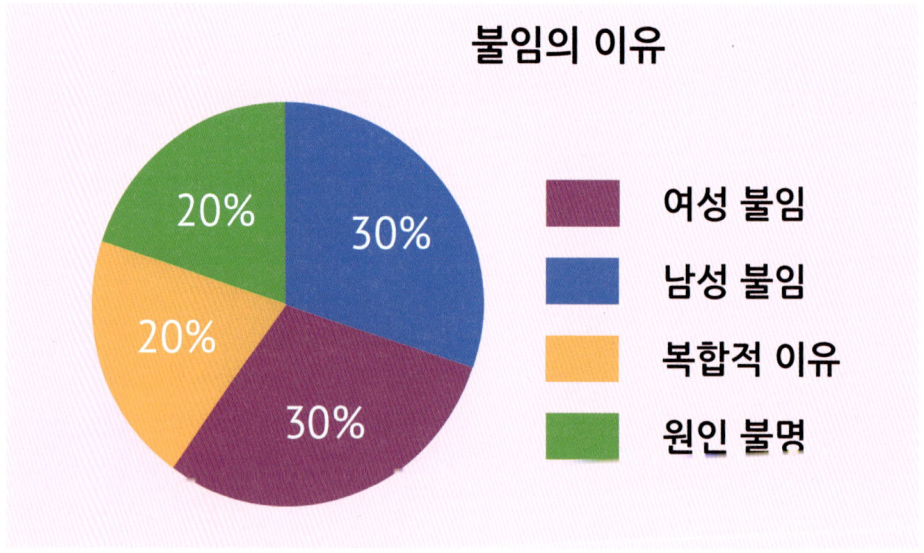

무엇보다 하이푸 치료 전 정확한 진료와 충분한 상담이 제일 우선이지만 그보다 기계가 아닌 사람이 치료하는 의술인 만큼 '인술'이 더 중요하답니다.

4) 하이푸 치료의 사후 관리 및 주의점

① 하이푸 사후 관리

앞서 설명했듯이 하이푸 치료는 돋보기의 원리와 같아요. 햇볕을 한 점에 모으면 열을 발생시키는 원리와 같이 인체에 무해한 소리인 초음파를 한 점으로 모아 열을 발생시켜 종양을 치료하는 방법이죠.

복습 삼아 정리해 보자면 하이푸는 (a)직접적으로 혹을 태우거나 (b)수육처럼 익혀 주거나 (c)혹의 영양 공급을 차단하는 3가지 효과들로 가능하답니다.

혹을 태워주면 우리 몸에는 죽은 종양세포들이 발생되고 우리 몸은 이렇게 괴사된 종양 세포를 신체 내에서 해독하여 배출하는 과정을 활성화시킵니다.

괴사된 성분들이 우리의 혈액으로 해독되어 나오면 혈액이 탁해지겠죠? 하이푸 시술 후의 회복 과정은 이런 '해독과 배출'의 과정에 초점을 맞추면 됩니다.

혈액이 탁해지면 입이 마르고 탈수와 유사하게 피로도 역시 심해지므로 충분한 수분을 섭취해야 해요. 참고로 체중x30(ml) 이상의 수분을 섭취하는 게 좋아요.

그리고 하이푸 치료 부위에는 혈액 순환이 잘 되도록 반신욕이나 좌욕이 매우 좋고 몸을 잘 풀어줄 수 있도록 스트레칭도 해주면 도움이 돼요.

많은 분들이 알다시피 우리 몸 속의 '간'은 해독에 가장 중요한 기관이에요.

바로 이 간에서 괴사된 조직을 잘게 분해하여 일부 단백질은 재사용하고 필요 없는 성분은 해독해서 배출시키는 역할을 담당하게 되지요.

그러니 간에 도움이 되는 식습관을 하시는 게 하이푸 치료 후에는 더욱 효과적이겠죠?

술은 간에 좋지 않으니 가능한 한 자제하고 비타민, 미네랄 등이 풍부한 신선 채소 위주의 식단과 필요할 경우 항산화 비타민을 보충해 주는 것이 도움이 됩니다.

그리고 '신장' 또한 간 다음으로 우리 몸의 2번째 해독 기관이에요. 충분한 수분을 섭취하면서 방광염 등 염증은 없는지 잘 살펴보는 것이 중요해요.

물론 충분한 수면 역시 우리 몸의 회복에 중요한 관리 방법 중 하나랍니다.

밥을 먹고 나서 바로 운동을 하면 체하듯이 하이푸 시술 후 회복되는 과정 중에 무리하거나 피곤하면 회복력을 떨어뜨릴 수 있으니 충분한 수면을 하는 것이 권장됩니다.

② 하이푸 부작용- 신경 자극 증상

주로 전신 마취와 수술, 그리고 자궁의 적출과정을 통해 치료되던 자궁근종과 자궁 선근증이지만, 최근에는 자궁을 보존하고 전신 마취를 시행하지 않는 비수술적인 치료법인 '하이푸'에 대한 관심이 높아지고 있는데요.

특히 수술에 대한 공포와 자궁적출에 대한 심리적 거부감 때문에 약물치료에 의존하거나 아예 근종에 대한 치료를 포기한 환자들에게는 하이푸가 더더욱 환영 받고 있답니다.

이렇게 우리나라에서 점점 자궁근종에 대한 하이푸 치료가 활발해지고 있는데, 하이푸 치료는 일반적인 절제 수술과 달라서 치료 후 치료 부위의 회복이 매우 중요해요.

치료 후 부작용이 있을 수 있지만 그 중에서도 환자분들이 가장 많이 질문하고 우려하는 하이푸 치료의 부작용은 '신경자극증상'과 '신경손상'이에요.

자궁근종 중 혈액 순환이 적어 조금씩 자라나는 근종을 '1형(Type 1) 자궁근종'이라고 부르는데, 초음파상에서는 구분이 안 가지만 MRI 사진상으로는 검은색으로 보여요.

1형 자궁근종은 물기가 적은 마른 낙엽처럼 열에 대한 반응이 좋아 쉽게 태워지죠.

이렇듯 수분이 적은 1형 자궁근종은 방출된 초음파의 흡수율이 높아 쉽게 온도가 올라가며 타고 그만큼 투과되는 초음파가 적어 주변으로 확산되는 초음파 역시 감소하므로 자궁근종 뒤쪽에 위치하는 척추 신경의 자극이 적어 감각신경 자극증상은 미미하답니다.

그 밖에 가장 흔한 합병증으로는 강한 에너지를 지닌 하이푸가 충분한 냉각 기간 없이 반복적으로 적용되었을 경우 열 축적에 의해 피부나 피하 지방에 온도가 상승하여 화상이나 피하지방 열손상을 유발할 수 있어요. 이때 대부분의 피부 화상은 1도 또는 2도 화상이에요.

그리고 근종이 크거나 후방으로 치우쳐 있어 하이푸 초점이 좌골신경과 가까운 상태에서 하이푸가 반복적으로 시행되면, 하이푸가 직접 좌골신경 또는 궁둥신경을 자극하거나 하이푸에 의해 가열된 골반 뼈에 의해 신경의 열손상이 발생할 수 있어요.

보통은 시술 직후 한쪽 다리가 찌릿찌릿하게 저리는 신경자극 증상이 있는데 시술 후 1~2주에서 심하면 1~2개월까지 이어질 수 있어요.

일단 좌골 신경에 손상이 발생하면 하이푸 치료 후 하지 통증, 저림, 감각 저하 증상이 나타나게 되는데요. 이보다 심한 경우에는 드물지만 발목을 질질 끌게 되는 '발목 끌림'과 같은 운동 장애를 유발하기도 해요. 그러나 이 역시 약을 복용하면서 안정하면 크게 염려하지 않아도 증상은 완화된답니다.

반면 혈액 순환이 많은 '3형(Type 3)'의 물 성분은 초음파를 쉽게 통과시켜 버리므로 마치 젖은 낙엽처럼 열에 대한 반응이 낮아 태우기 위해서는 당연히 더 많은 에너지가 필요합니다.

자궁근종에 혈액이 많은 유형인 3형은 방출된 초음파의 흡수율이 떨어져 온도의 상승이 약하고, 통과되는 초음파는 증가되어 주변으로 확산되는 초음파가 많아지기 때문에 자궁근종 뒤쪽에 위치하는 신경의 자극이 올라가 감각 신경 자극 증상의 가능성 역시 높아져요.

물론 감각 신경 자극 증상 또한 대부분 일시적이라 시간이 지나면 회복되는 증상이에요.

초음파라는 소리의 특성 상 일시적인 자극 증상은 어쩔 수 없이 발생할 수 있어요. 특히 이런 자궁근종의 경우 무리하게 치료하면 손상으로 이어질 수 있으므로 치료 시 특히 주의해야 한답니다.

신경 자극에 관련하여 제가 쓴 국제적인(SCI급) 논문으로 우리나라 산부인과 최초의 논문이기도 한 '하이푸 치료에 대한 대규모 치료 유형'관련 논문이 있는데요.

이는 국제적인 논문으로 채택되었고, 치료 효과를 검증 받은 의료기관은 해외에도 흔하지 않은데, 국내에선 로앤 산부인과의원이 유일하답니다.

③ 하이푸 관리 및 기타 부작용

하이푸 시술을 알아보면서 대부분의 환자들이 우려하는 것이 바로 하이푸 치료 뒤 겪을 수 있는 증상이나 부작용들이에요.

그러나 어떤 치료도 100% 안전한 치료는 없듯이 하이푸 치료 후에도 나타날 수 있는 증상들은 존재한답니다.

우선 시술 후 증상으로는 시술 후 치료 부분에 경미한 통증이 수일간 지속될 수 있고, 이러한 경우 '경구용 진통제'를 통해 조절이 가능해요.

또 시술 후 다양한 기간에 걸쳐 몸살과 비슷한 쇠약감이나 미열 등의 전신 증상이 있을 수 있는데 이때에도 진통제 복용 등의 대중적인 치료를 통해 증상을 완화시킬 수 있어요.

이 밖에도, 분비물의 증가와 불규칙한 하혈을 들 수 있는데요.

일부 환자에서 시술 후 다양한 기간 동안 질 분비물이나 질출혈이 발생하는 경우가 있고 간혹 괴사된 점막하 근종의 부스러기 또는 전체가 질을 통해 배출되는 경우도 있어요.

점막하 근종 치료 후 이러한 현상은 상대적으로 흔하지만 대부분 치료 후에는 호전되니 걱정하지 않으셔도 돼요.

특히 치료한 병변이 자궁내막에 가까이 있을 경우에는 1~2개월정도는 분비물이 보일 수 있고 이는 부작용이라기 보다는 시술 후의 자연스러운 증상이라고 말할 수 있어요.

그 다음으로는 시술 직후 가벼운 피부 화상을 꼽을 수 있는데요.

피부 가까이까지 치료할 경우 치료기 헤드로 인한 직접적 자극을 통해 피부 화상 증상이 나타날 수 있어요. 특히 뱃살이 많으면 화상의 빈도 역시 증가하겠지만 시간이 지나면 차츰 사라져요.

또한 방광에 기포가 있는 분들에게서 시술 직후 관찰되곤 하는 가벼운 혈뇨가 있는데 치료 다음날 정도에 좋아진다면 며칠간 가볍게 약을 복용해 주면 이 역시 염려할 필요는 없습니다.

또, 소장이나 대장이 하이푸 초음파를 쏘는 경로에 포함된 상태로 치료가 반복이 된다면 근위부 열 축적에 의해 소장이나 대장이 열손상을 받을 수 있는데요.

특히 장 내에 공기가 존재할 경우 공기와 인접한 부분에서 많은 열이 발생해 매우 위험하고 소장이나 대장의 관은 연동운동에 의해 항상 움직일 수 있기 때문에 영상을 통해 장 관의 위치를 확실히 파악하는 것이 매우 중요해요.

시술 후 1~2주간 항생제나 소염제로 인해 속쓰림과 가벼운 하복통을 겪거나, 퇴원약 중 소화제 성분으로 인해 묽은 변이나 가벼운 설사 증상을 겪는 분들도 불편한 경우 병원 확인 후 이를 빼고 나머지 약만 복용해도 돼요.

체구가 작은데 꽤 거대한 크기의 근종을 치료한 경우, 시술 후 1주일 이내에 괴사된 세포들이 떨어져 나온 성분으로 인해 피가 탁해져 보이는 '종양 용해 증후군'을 보이는 환자들이 드물지만 확인되기도 하는데요. 이런 경우에도 며칠간 안정을 취하면서 수액 치료를 받는다면 염려하지 않아도 되는 증상이랍니다.

마지막으로 장 관의 열손상에 의해 천공이 발생하면 일반적으로 며칠 동안 꽤 심한 복통이나 발열을 동반한 복막염 증상이 나타날 수 있고 이는 수술적 치료가 필요할 수 있으니 이 때는 외과 진찰을 받으셔야 합니다.

누구도 원치 않는 하이푸 치료 후의 부작용들을 최소화하려면 그만큼 축적된 최고의 지식과 경험을 바탕으로 한 노하우가 필요해요. 그래서 로앤 산부인과의원은 앞으로도 더욱 열심히 지식과 노하우 전수에 앞장서겠습니다.

5) 하이푸 치료 후 장기추적 및 관찰

① 거대 자궁근종 장기 추적 및 관찰

어느 날 배를 만져보다가 "살이 쪘나? 유난히 배가 요즘 나오네?" 싶을 수도 있죠.

산부인과 진찰을 꺼려 하는 젊은 분들이 외래에 오면 "살이 쪄서 배가 나오는 줄 알았어요. 자궁근종인지는 몰랐어요."라든가 "이렇게 거대한 자궁근종도 하이푸 시술이 가능한가요?"라고 질문하는 경우가 있는데요.

인천기독병원 재직하던 2013년 11월 말에 내원하셨던 환자분의 장기 추적 관찰을 예로 들어 보겠습니다. 환자분은 자신도 모르는 사이 15cm가량으로 커져버린 자궁근종을 발견한 경우인데요. 하지만 이분의 경우 아직 미혼이고 개인적으로 수술할 상황 또한 아니었어요.

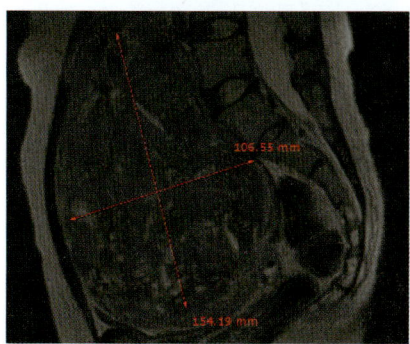 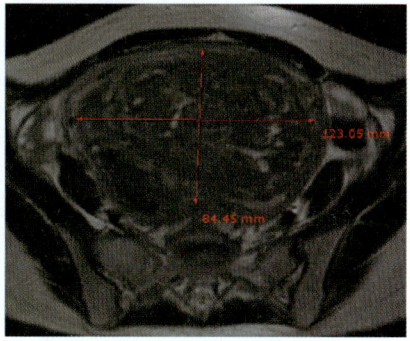

결국 충분한 상의와 설명을 드린 후에 시술을 결정하게 되었고 2시간 반이 넘는 치료 후에야 14~15cm가량의 거대 근종을 깨끗이 치료할 수 있었답니다.

일반적인 경우의 치료 시간이 1~1.5시간 정도인 걸 감안하면 꽤나 큰 치료 과정이었던 셈이죠.

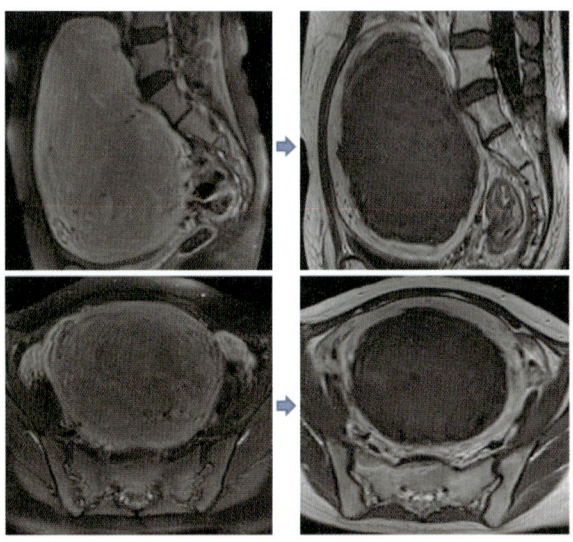

치료 후 6개월이 경과한 2014년 4월경에는 근종의 부피가 70%까지 감소되었습니다.

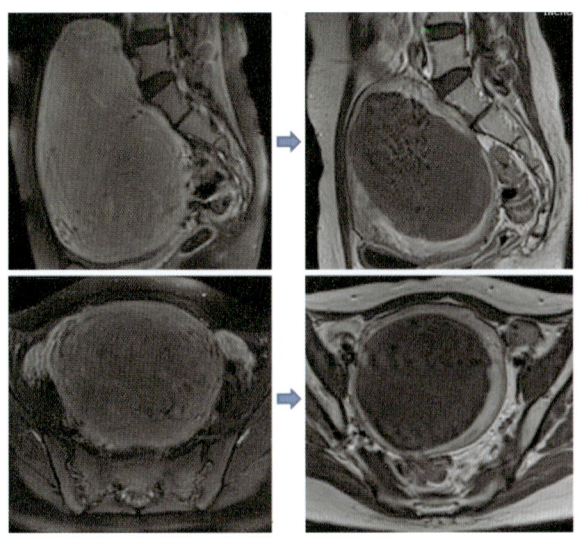

18개월째인 2015년 5월 검사 결과 81%로 감소되었음이 관찰되어 결혼과 임신의 시도를 안내 드렸습니다.

그리고 2016년 초 로앤 산부인과의원으로 내원 시에는 조금 더 흡수되어 괴사된 조직의 절제수술 없이 안정 후 임신을 시도하는 단계까지 이르렀답니다.

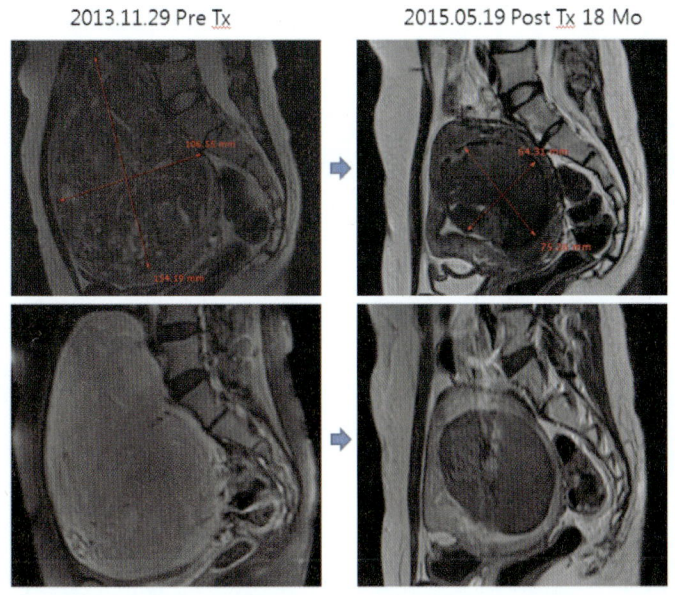

본 환자의 경우는 정말 다행스럽고 치료를 담당한 의사로서도 기분 좋아지는 케이스였는데요. 이렇듯 크게 자란 근종을 치료할 때에 도움이 될 주의사항이 있습니다.

거대 자궁근종 치료 시에는 가급적이면 호르몬 치료로 크기를 줄여서 치료하면 치료 효과도 좋고 치료 시간도 단축되며 회복 역시 빨라지게 됩니다.

② 하이푸 치료 후 3년 추적 및 관찰

자궁근종의 하이푸 시술 후에는 주기적인 진찰을 통해 치료 부위가 잘 회복되었는지, 다른 근종이 또 생긴 부분은 없는지 등을 지켜보는 과정이 중요해요.

그렇다면 하이푸 시술 후 3년 정도 장기간에 걸친 추적 관찰은 어떨까요?

앞선 경우와 마찬가지로 인천기독병원 재직 당시인 2013년 8월 12일에 하이푸 시술을 받은 분의 케이스를 소개해드리고자 합니다. 이 분은 대구에서 오신 32세 여성분으로 심한 빈혈을 야기하는 다발성 자궁근종을 가진 환자분이었습니다.

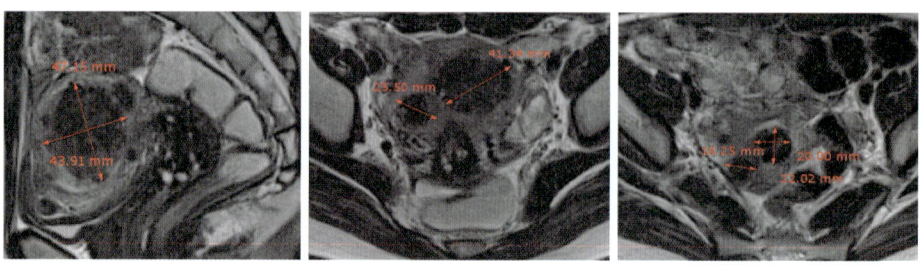

그리고 이분의 하이푸 시술 시 가능한 자궁근종들을 모두, 근종의 껍질 가까이까지 깨끗하게 치료했습니다.

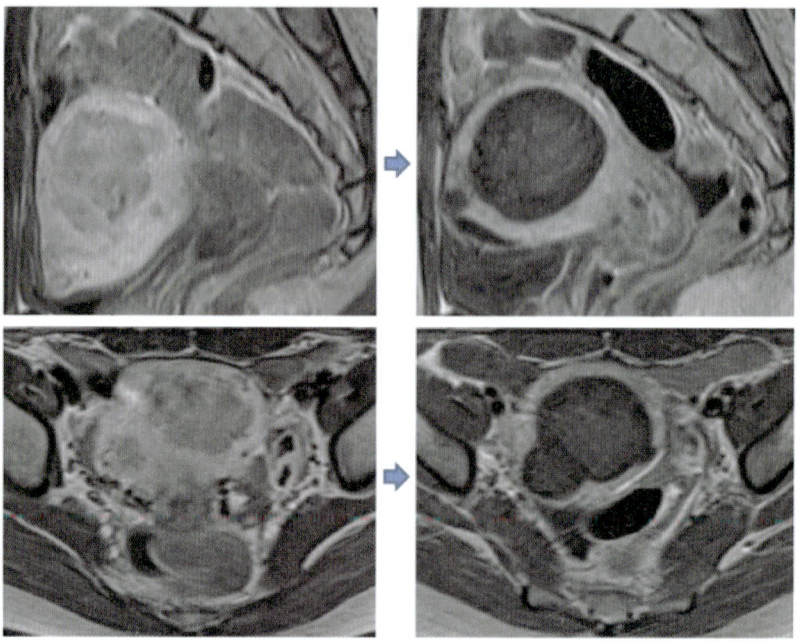

시술 후 8개월이 경과된 2014년 5월 13일 추적관찰용 MRI 사진상으로 89%까지 감소된 것으로 확인되었고요.

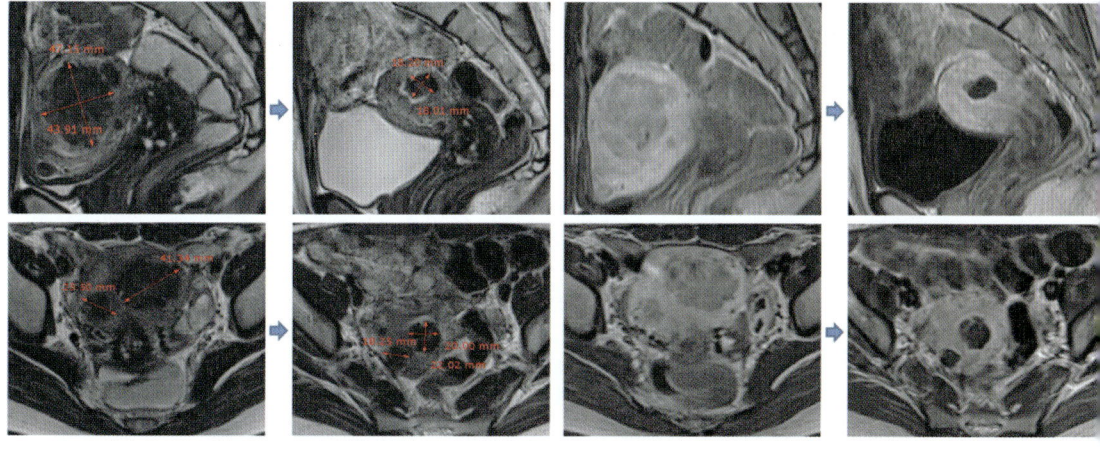

34개월째인 2016년 6월 1일 내원 시에는 근종이 아예 사라지고 정상자궁의 MRI 소견을 받으셨답니다.

지금은 부산으로 이사하셔서 조만간 결혼하신다니 바로 임신하면 자연분만까지 전혀 문제없을 것 같습니다.

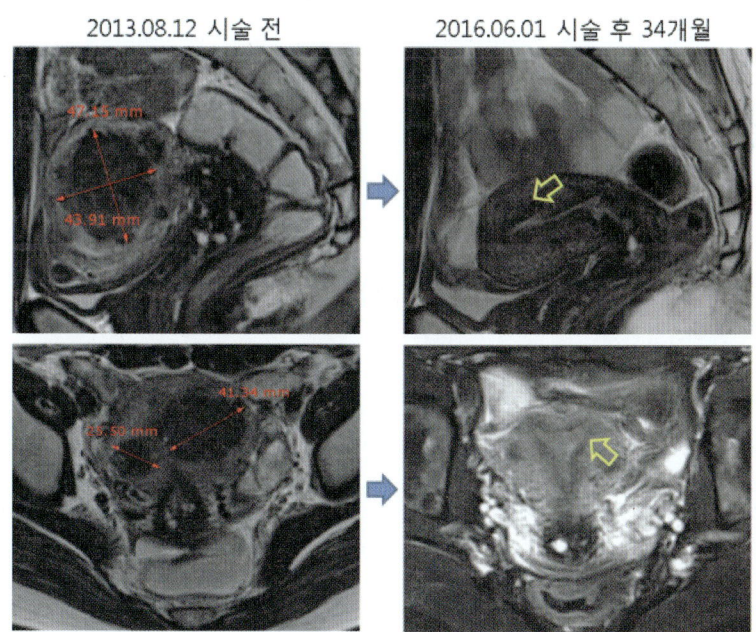

그리고 2번째 하이푸 치료 후 3년의 추적 및 관찰. 그 2번째 케이스는 역시나 인천기독병원 재직 당시이던 2013년 6월 28일에 하이푸 시술을 받으신 분의 경우입니다.

이분은 앞서 소개한 대구의 32세 미혼 여성 환자분께서 추천해 주신 친구분이기도 한데요.

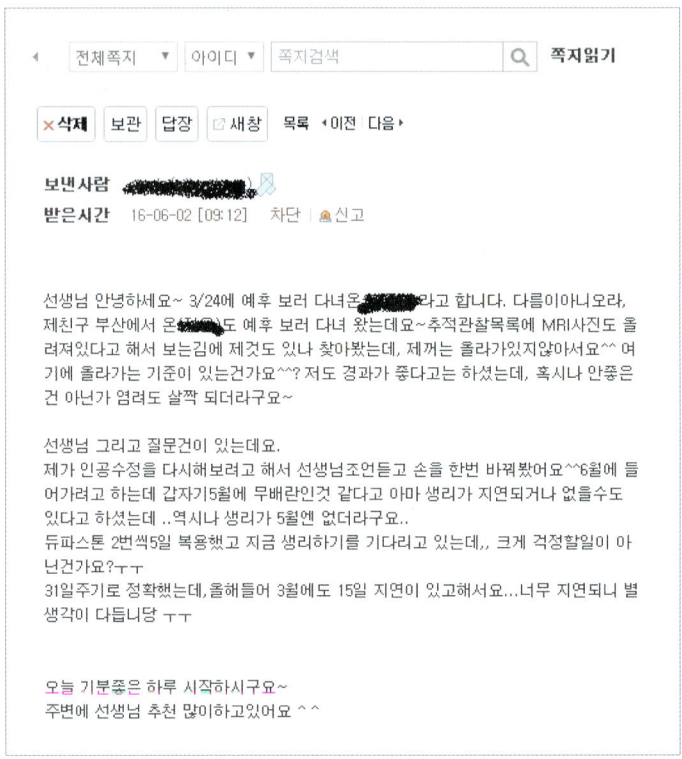

2013년도에 결혼을 앞두고 복부에 만져지는 자궁근종으로 인해 하이푸 시술을 고민하시며 인천기독병원으로 내원하셨던 분이었어요.

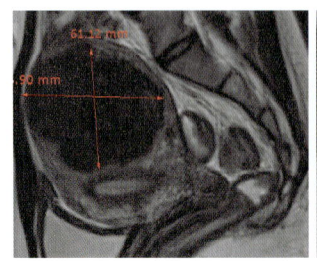 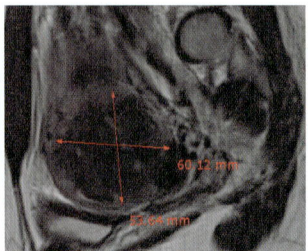 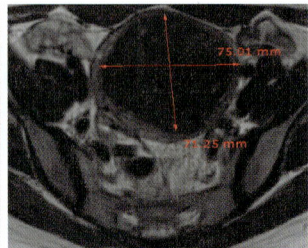

하이푸 시술 시에는 다발성 자궁근종이었지만 다행히도 모두 치료 가능한 자궁근종들이었고 근종의 껍질 가까이까지 매우 깔끔하게 치료했답니다.

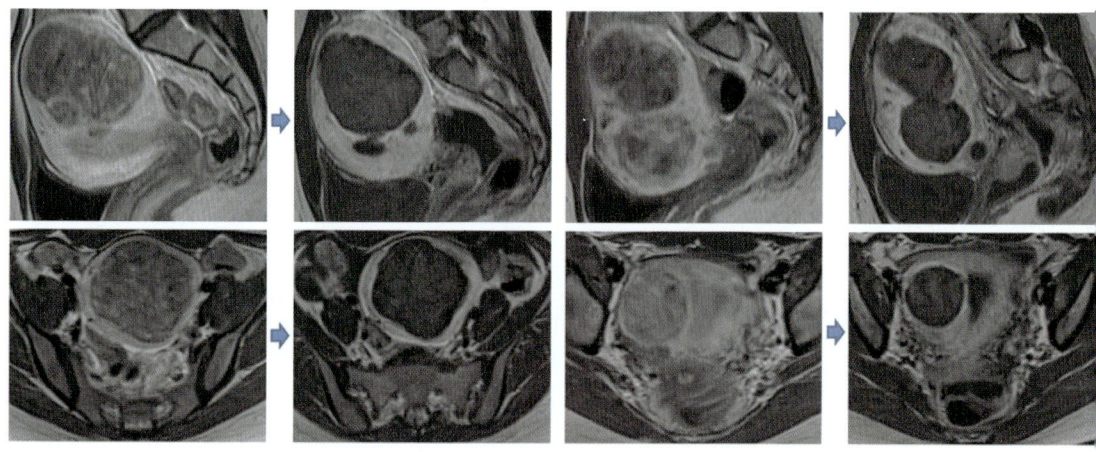

시술 후 33개월이 지난 2016년 3월 21일 내원 시에는 근종의 흔적만 있는 MRI 소견을 보였는데 조그마한 자궁근종이 다발성으로 더 있는 상태라 이것들이 더 심해지기 전에 빠른 임신과 출산까지의 진행이 바람직하다는 말씀을 드렸는데요.

현재는 훌륭한 난임 선생님의 도움을 빌어 임신까지 성공하셨다는 소식을 전해 들었답니다.

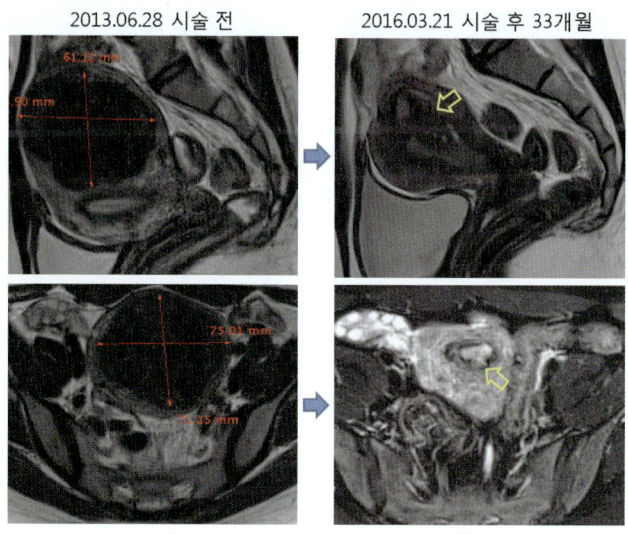

이 같은 실제 사례에서 볼 수 있듯이 하이푸 시술은 기계도 중요하고 치료의 절차 역시 중요하지만 제일 중요한 것은 누가 치료하느냐가 제일 중요해요.

③ 하이푸 치료 후 임신과 출산

임신과 출산을 계획하는 자궁근종과 자궁 선근증을 가진 환자분들에게 희소식을 전하고자 합니다.

자궁근종과 자궁 선근증에 대한 전통적인 치료가 수술을 통해 자궁근종을 떼어내거나 자궁을 적출하는 방식이었다면 하이푸 치료는 수술 없이 자궁근종과 자궁 선근증을 치료할 수 있죠.

비수술적인 치료 방법으로 인한 관심이 대단한 만큼 하이푸 치료 후 임신과 출산에 대한 궁금증 역시 많이 늘고 있는 추세에요.

이에 대한 좋은 실례를 들어보자면, 심한 생리통과 생리과다 증상을 동반한 자궁 선근증으로 2014년 9월 19일 하이푸 치료를 받은 환자분의 이야기를 들려드릴게요.

초음파상 자궁두께가 증가된 모양이 관찰돼, 더 자세한 MRI 검사를 해서 확인해보니 자궁에 생리통과 생리과다 증상을 야기하는 자궁 선근증이 자세히 보였고, 하이푸 시술 후 자궁 선근증 부위가 괴사되어 MRI 검사 상 뚜렷하게 확인되었습니다.

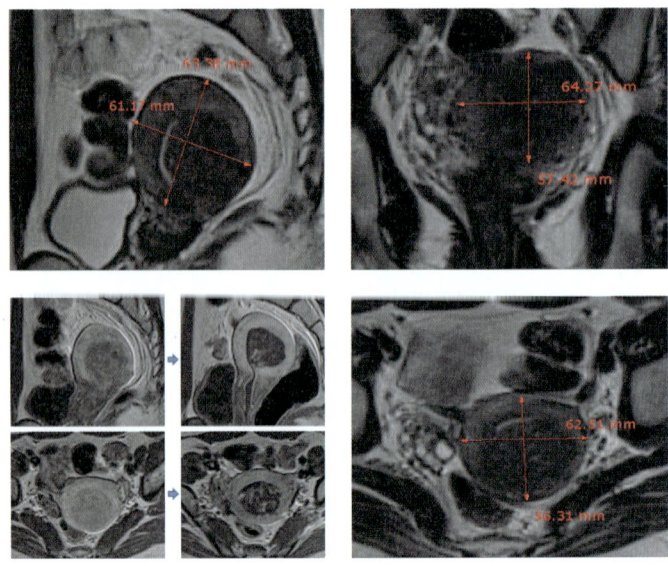

하이푸 시술 6개월 후에 자궁의 회복과 임신을 계획하기 위하여 MRI 검사로 자세히 살펴보았더니 이전에 자궁 선근증으로 두꺼웠던 자궁이 정상적으로 돌아온 것을 알 수 있었어요.

이렇게 정확한 MRI 검사를 해야 언제 임신을 시도할 지뿐만 아니라 임신 후의 안전성도 더 확인할 수 있겠죠?

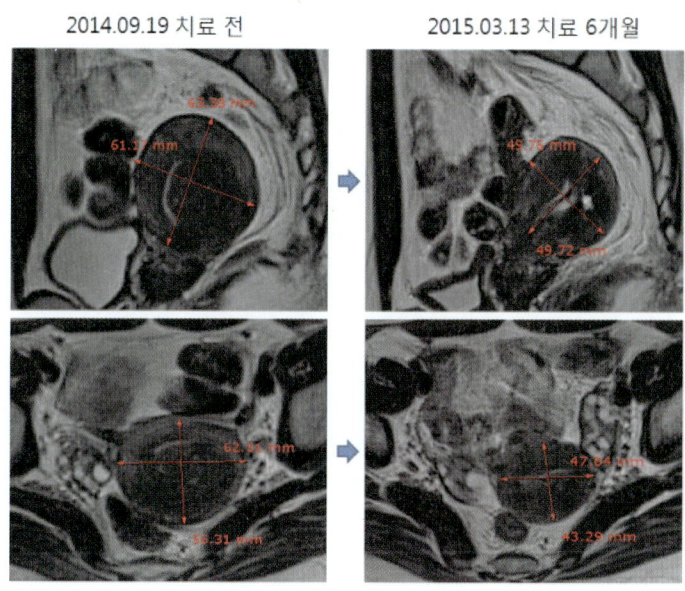

이후 2015년 6월 19일, 하이푸 치료 9개월 만에 기다리던 임신이 되었다는 좋은 소식이 들렸답니다. 임신테스트기도 양성 초음파상에도 아기집과 아기가 잘 착상했네요.

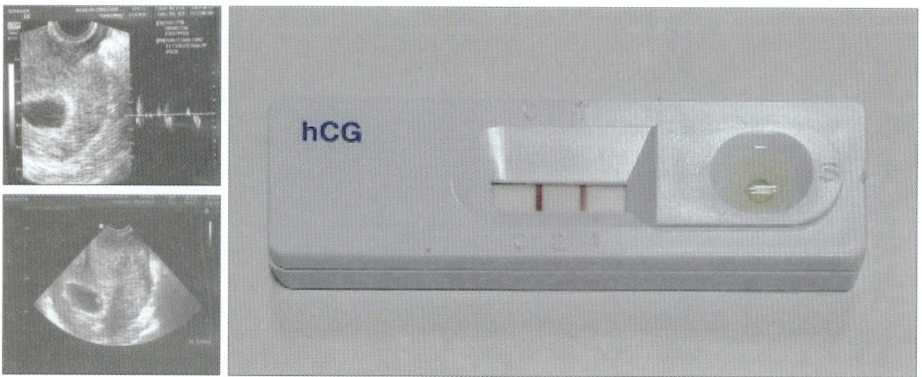

그리고 2월 초, 아이가 건강하게 태어났다는 소식도 저에게 전해졌답니다. 네이버 카페를 통해 이 소식을 함께 나누었더니, 출산을 기다리는 다른 하이푸 시술을 받으신 분들도 아이가 건강하게 태어나서 기뻐하셨어요.

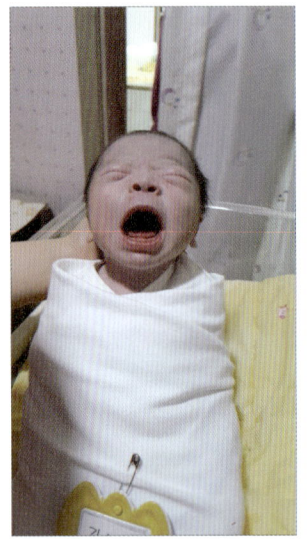
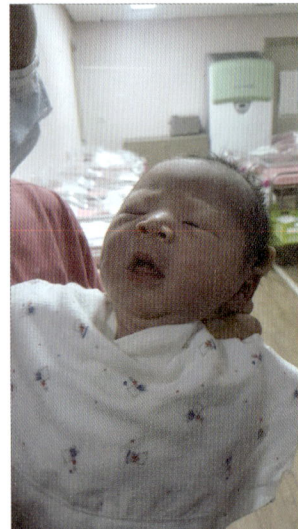
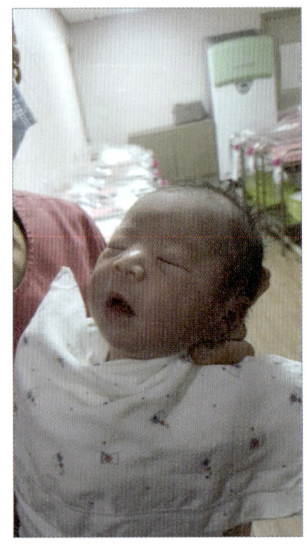

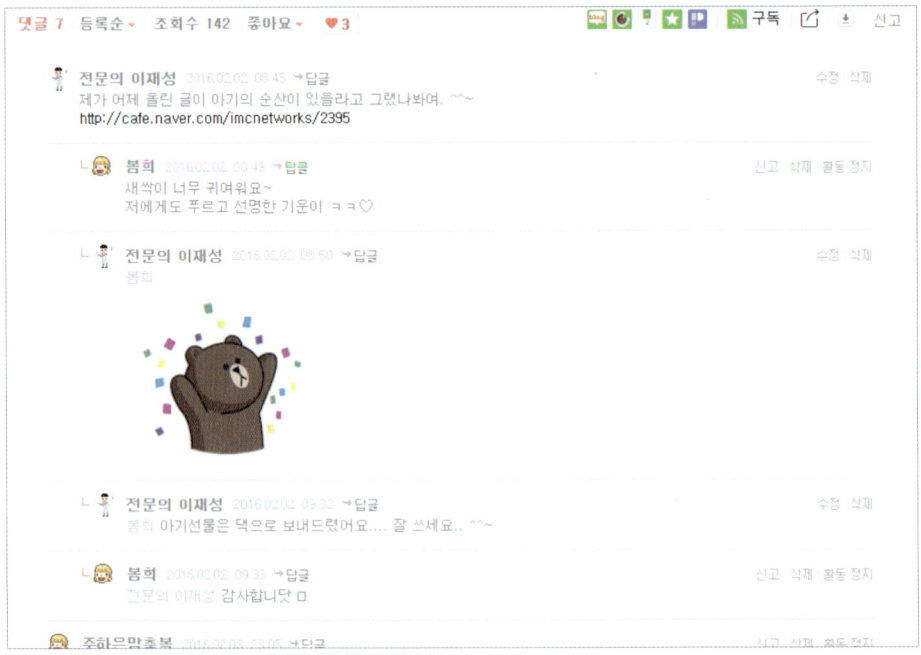

하이푸 치료 후 임신에 대한 제 논문 "자궁근종 및 자궁 선근증에 대한 하이푸 치료"(SCI급 Ultrasonics Sonochemistry에 논문 등재)와 "자궁근종과 자궁 선근증 하이푸 치료 후 임신"(SCI급 저널인 Journal of Clinical and Experimental Obstetrics and Gynecology 에 논문 등재) 등이 국제적으로 인정받는 학술지에 국내 최초로 채택되었답니다.

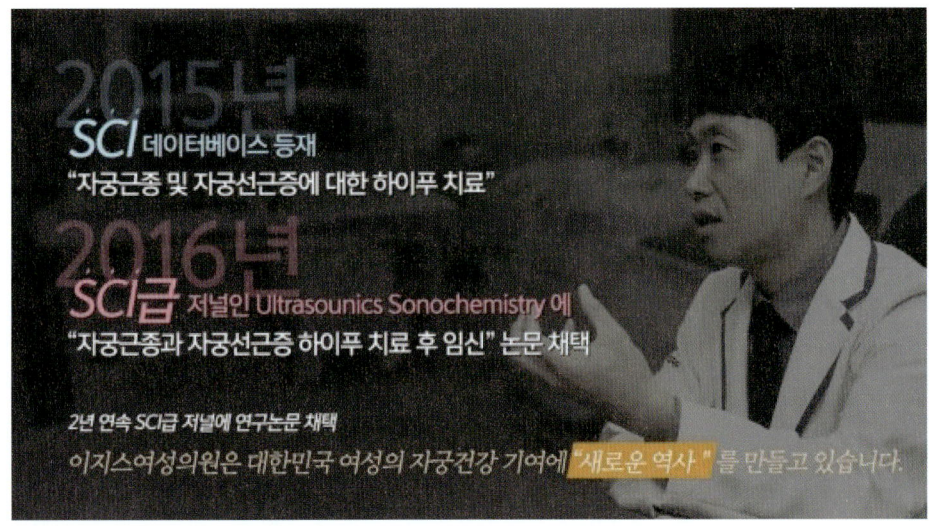

모쪼록 위 사례가 임신과 출산을 계획 중인 자궁근종, 자궁 선근증 환자분들의 걱정을 덜고 큰 희망과 안심을 주었으면 좋겠네요.

가장 풍부한 치료 경험과 국제적인 논문채택들로 검증된 국내 1호 하이푸 치료 전문의인 제가 여러분들의 근심을 해결해 드릴 거예요.

이렇듯 자궁근종에 대한 하이푸 치료는 환자에게 새로운 선택권을 제공한다는 점에서 큰 임상적 의미를 지닌다고 평가되고 있어요.

하이푸 치료는 절개 등이 전혀 없고 고통이 덜한 완전 비침습적 치료방법으로 출혈이나 감염과 같은 합병증의 위험이 없고 회복기간이 빨라 외래기반으로 시술할 수 있다는 큰 장점을 지녀 점차 사용이 급증하고 있지만 반면 시술 전 환자선택의 적절성이나 시술자의 숙련도에 따라 임상결과가 매우 다양하다는 특징을 가지고 있지요.

좋은 임상 결과를 도출하기 위해서는 무엇보다 높은 괴사율을 달성할 수 있는 적절한 조건을 지닌 환자를 MRI를 통해 잘 선별하는 것이 가장 중요하고, 시술 시에는 안전이 허용하는 범위에서 근종의 완전 괴사를 위해 노력해야 합니다.

3. 자궁 동맥 색전술 (Uterine Artery Embolization)

<u>자궁 동맥 색전술</u>이란 지름이 10mm 정도의 도관을 대퇴동맥을 통해 자궁 동맥까지 삽입한 후 색전물질을 주입하여 혈관을 막는 방법이에요.

자궁근종은 자궁 동맥으로부터 영양공급을 받기 때문에 자궁 동맥 색전술을 통해 자궁으로 가는 혈관을 막아 줌으로써 종양이 영양부족으로 괴사를 시키거나 더 이상 자라지 못하게 하는 등 그 크기를 줄어들게 만드는 목적으로 시행하는 것이지요.

시술 시간은 보통 1~2시간으로 비교적 짧고 직접 자궁과 연결되지 않아 자궁을 보존할 수 있으며 입원 기간도 단축된다는 장점이 있어요.

물론 근종이 완전히 제거되는 것이 아니기에 <u>(a)재발의 여지가 남는다는 점</u> <u>(b)시술 후 통증이 심할 수 있다는 점</u> <u>(c)감염이나 폐색전증, 시술 부위의 혈관에 손상이 갈 경우 출혈이 심할 수 있다는 점</u> 등의 단점이 있어요.

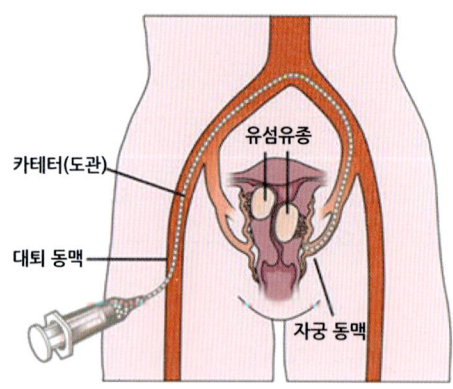
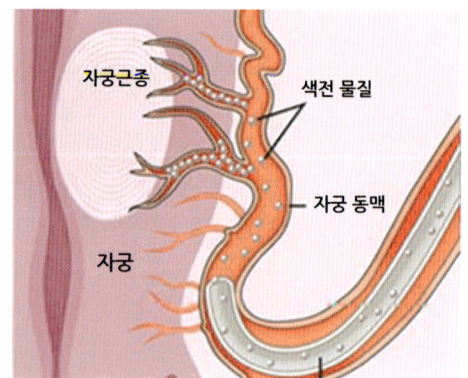

1) 자궁 동맥 색전술의 적응증 및 금기증

자궁 동맥 색전술은 증상이 있는 자궁근종 환자에게 전자궁 절제술이나 자궁근종 절제술 등의 수술적 치료가 어려운 기저질환을 가진 환자일 경우, 또는 수술을 꺼리는 환자일 경우 적용해요.

그러나 자궁 동맥 색전술은 (a)현재 임신이거나 (b)여성생식기에 감염증이 있는 경우 (c)여성 생식기 악성종이 있는 경우 (d)면역력이 저하된 경우 (e)자궁 동맥으로의 접근에 제한이 있는 심각한 혈관 질환이 있는 경우 (f)조영제 알러지가 있는 경우 (g)신장 기능이 저하된 경우 등에는 금기되고 있어요.

그리고 조기 난소부전, 생식력 그리고 임신에 대한 자궁 동맥 색선술의 영향이 아직 불확실하기 때문에 향후 임신을 원하는 여성환자에게는 권하지 않는 것이 좋아요.

2) 조기 난소부전

조기 난소부전이란 40세 이전에 폐경과 거의 유사하게 난소의 기능이 정지되는 것을 칭해요.

물론 자궁 동맥 색전술 후 조기 난소부전의 위험도는 추후 연구가 더 필요하긴 해도 약 시술 후 7%에서 난소부전이 보고 되었어요.

비록 자궁 동맥 색전술 후 대부분의 여성에서 '난포 자극 호르몬(FSH)', '난소 용적(크기)', '동난포 개수'가 정상이긴 해도 이러한 검사 결과가 폐경이 일찍 시작된다는 것을 예측할 수는 없기 때문에 이것만으로는 조기 난소부전의 가능성이 없다고 판단할 수는 없어요.

난포가 파괴되는 것은 예상보다 이른 나이에 폐경이 오는 원인이 될 수 있어서 향후 자궁 동맥 색전술을 시행한 여성을 대상으로 장기적인 관찰이 필요한 이유가 되겠습니다.

3) 자궁 동맥 색전술 후 생식력과 임신

난소 기능 저하의 가능성이 있고 임신과 관련된 합병증의 가능성이 있으므로 전문가들은 "향후 임신을 원하는 여성이라면 자궁 동맥 색전술을 시행하지 않아야 한다"고 보고 있어요.

이처럼 자궁 동맥 색전술은 증상이 있는 자궁근종 환자에서 자궁을 보존하는 방향의 치료를 원하거나 수술이나 전신마취의 위험도를 피하고 싶어하는 환자에게 하나의 대안이 될 수 있는 치료 방법이에요.

자궁근종 절제술이나 전자궁 절제술과 비교하자면 삶의 질의 개선 정도나 증상 완화, 주요 합병증 발생률 등에서 큰 차이가 없고 자궁 동맥 색전술에서의 실혈량이 적으면서도 재원 일수가 짧아 일상생활로의 복귀가 짧다는 장점이 있답니다.

그러나 자궁 동맥 색전술 후 난소기능 저하의 가능성이 있고, 임신과 관련된 합병증의 가능성 또한 존재하므로 향후 임신을 원하는 여성에서는 자궁 동맥 색전술 시행 여부에 대해서는 신중하게 고려해야 해요.

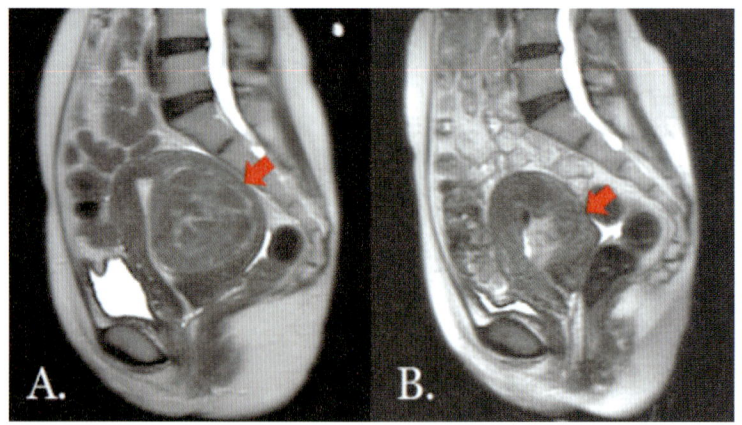

자궁 동맥 색전술 치료 전(A) vs. 치료 후(B) 근종의 크기가 크게 줄어듦

이처럼 자궁근종의 치료에는 매우 다양한 방법이 존재하는데요.

책을 통해 제시한 설명들과 사례들이 임신과 출산을 계획 중인 환자분들을 포함하여 자궁근종, 자궁 선근증 환자분들의 걱정을 덜고 큰 희망과 안심을 전할 수 있으면 좋겠습니다.

Appendix

SCI Articles

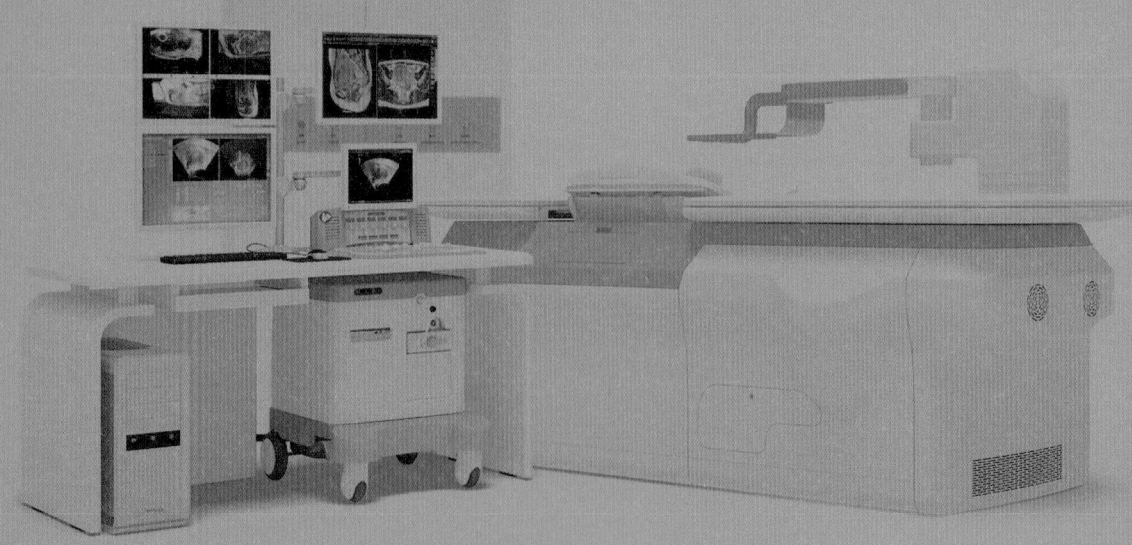

이재성 원장의
SCI급 학술 논문

01	Article in Elsevier (2015)	140p
02	Article in JKMS (2016)	146p
03	Article in Bjog (2017)	151p
04	Article in Taylor&Francis (2018.09)	156p
05	Article in CEOG (2018.11)	159p
06	Article in Elsevier (2019)	162p

ARTICLE IN PRESS

Ultrasonics Sonochemistry xxx (2015) xxx–xxx

Contents lists available at ScienceDirect

Ultrasonics Sonochemistry

journal homepage: www.elsevier.com/locate/ultson

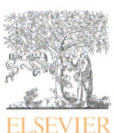

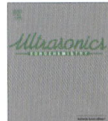

Ultrasound-guided high-intensity focused ultrasound treatment for uterine fibroid & adenomyosis: A single center experience from the Republic of Korea

Jae-Seong Lee [a], Gi-Youn Hong [b], Byung-Joon Park [c], Tea-Eung Kim [c,*]

[a] Department of Obstetrics and Gynecology, Incheon Christian Hospital, Incheon, Republic of Korea
[b] Department of Internal Medicine, Incheon St. Mary's Hospital, College of Medicine, The Catholic University of Korea, Seoul, Republic of Korea
[c] Department of Obstetrics and Gynecology, Incheon St. Mary's Hospital, College of Medicine, The Catholic University of Korea, Seoul, Republic of Korea

ARTICLE INFO

Article history:
Received 29 April 2015
Accepted 12 May 2015
Available online xxxx

Keywords:
HIFU
Uterine fibroid
Adenomyosis

ABSTRACT

Objectives: This study aimed to assess the therapeutic outcomes of patients with uterine fibroid or adenomyosis treated by ultrasound-guided high-intensity focused ultrasound (USgHIFU) ablation at Incheon Christian Hospital, Korea.
Methods: This study included 618 patients, of which 272 suffered from uterine fibroid and 346 suffered from adenomyosis. Treatment was administrated using the Model Haifu JC Focused Ultrasound Tumor Therapeutic System (Chongqing Haifu Technology, Chongqing, China) under real-time ultrasound guidance. A follow-up was conducted on volume change as well as on symptom improvement using the Symptom Severity Score (SSS) and Uterine Fibroid Symptom and Quality of Life (UFS–QOL) after treatment.
Result: The uterine fibroid volume reduction rates (%) were 58.08%, 66.18%, and 77.59% at 3, 6, and 12 months after treatment, respectively. The SSS reduction rates (%) were 55.58%, 52.76%, and 50.39% by 3, 6, and 12 months, respectively. The UFS–QOL score increasing rates (%) were 42.66%, 43.50%, and 43.45% by 3, 6, and 12 months, respectively. The uterine volume reduction rates (%) for adenomyosis were 43.99%, 47.01%, and 53.98% by 3, 6, and 12 months, respectively. The SSS reduction rates (%) for adenomyosis were 55.61%, 52.38%, and 57.98% by 3, 6, and 12 months, respectively. The UFS–QOL score increasing rates (%) for adenomyosis UFS–QOL score were 80.06%, 69.39%, and 85.07% by 3, 6, and 12 months, respectively.
Conclusion: We conclude that USgHIFU treatment for uterine fibroid and adenomyosis is an effective non-invasive therapy via the assessment of fibroid volume reduction, symptom improvement, UFS–QOL score increase, and acceptable level of side effects. Although preliminary experience of HIFU is encouraging, well-designed prospective trials and more clinical experiences are needed to ascertain the efficacy and safety of this new treatment.

© 2015 Published by Elsevier B.V.

1. Introduction

Uterine fibroid and adenomyosis are common gynecologic disorders that affect women during their reproductive age and cause secondary dysmenorrhea, menorrhagia, vaginal bleeding, urinary symptom and subfertility. Treatment options for these diseases vary from hysterectomy or myomectomy to conservative treatment, including ablation using radiofrequency (RF), uterine artery embolization (UAE) and the high-intensity focused ultrasound (HIFU), which have been investigated recently.

* Corresponding author at: Department of Obstetrics & Gynecology, Incheon St. Mary's Hospital, College of Medicine, Catholic University of Korea, 56 Dongsu-ro, Bupyeong-ku, Incheon 404-720, Republic of Korea.
E-mail address: tekim@catholic.ac.kr (T.-E. Kim).

http://dx.doi.org/10.1016/j.ultsonch.2015.05.033
1350-4177/© 2015 Published by Elsevier B.V.

Based on its ability to concentrate ultrasound waves at the desired location, HIFU uses an external ultrasound energy source to induce a thermal ablation of the tumor mass deep under the intact skin. HIFU is the latest developed local ablation technique and a non-invasive technique for the treatment of uterine fibroid and adenomyosis. Results from several published reports have shown that USgHIFU ablation is a safe and feasible alternative for the treatment of uterine fibroids [1–3] and adenomyosis [4–6]. One advantage of HIFU is its non-invasiveness, which is associated with very low morbidity and very rapid recovery, with return to normal activity in 1 day.

In this study, the efficacy and safety of USgHIFU treatment were evaluated in terms of volume reduction, symptom improvement, UFS–QOL increase, and side effects [7].

Please cite this article in press as: J.-S. Lee et al., Ultrasound-guided high-intensity focused ultrasound treatment for uterine fibroid & adenomyosis: A single center experience from the Republic of Korea, Ultrason. Sonochem. (2015), http://dx.doi.org/10.1016/j.ultsonch.2015.05.033

2. Material and method

A retrospective analysis was conducted in 618 women with uterine fibroid or adenomyosis who underwent USgHIFU ablation from February 2010 to October 2013 at Incheon Christian Hospital, located in Incheon, Korea.

The diagnosis of uterine fibroid and adenomyosis was based on medical history, physical examination, diagnostic ultrasound (US) scan and magnetic resonance imaging (MRI) scan. We included patients with symptomatic uterine fibroid and adenomyosis with no evidence of known or suspected extensive pelvic adhesions, such as a history of acute pelvic inflammatory disease, severe pelvic endometriosis, lower abdominal surgery and an abdominal wall thickness of less than 5 cm. The exclusion criteria were pedunculated uterine fibroid, asymptomatic uterine fibroid of less than 5 cm in diameter, asymptomatic focal adenomyosis, and suspected malignancy.

Treatment was administrated using the Model Haifu JC Focused Ultrasound Tumor Therapeutic System (Chongqing Haifu Technology, Chongqing, China) under real-time US guidance. This study was approved by the Ethics Committee at Incheon Christian Hospital. Before every procedure, written informed consent was obtained from each patient who had been informed of the possible effects of HIFU on pregnancy rate and treatment outcome.

All patients received careful bowel and skin preparations prior to treatment. Urinary catheter was inserted into the bladder which was filled with sterile saline in order to control the bladder volume before treatment. Intravenous conscious sedation was administered during the procedure by fentanyl, midazolam and propofol. Real-time guided ultrasonography was used to determine the location of the uterine fibroid and adenomyosis during HIFU. The range of acoustic output power was regulated from 300 to 400 W. All patients were observed for at least 12 h after the procedure. Oral prophylactic antibiotics and anti-inflammatory agent were administered for 7 days after treatment.

The symptoms of each patient were surveyed by the Symptom Severity Score (SSS) and Uterine Fibroid Symptom and Quality of Life (UFS–QOL) questionnaire subscales with a varying degree of symptom severity. UFS–QOL questionnaires were obtained prior to treatment and at 3, 6 and 12 months follow-ups after treatment. The effect of HIFU ablation was evaluated by the volume reduction rate, as determined by US and enhanced MRI. The uterus and targeted lesions were measured in three dimensions: longitudinal (D1), anteroposterior (D2), and axial (D3). Uterine fibroid volume and uterine volume for adenomyosis were calculated according to the following equation:

$V = 0.5233 \times D1 \times D2 \times D3$. The volume reduction rate was calculated as the volume reduction/targeted fibroid volume $\times$ 100%.

618 patients with uterine fibroid or adenomyosis were treated with a single session of HIFU treatment under intravenous sedation. Each patient was examined before treatment, on the next day after treatment, and at 6 and 12 months after treatment by T2-weighted MRI imaging (T2WI) and T1-weighted MRI imaging (T1WI) administration of gadolinium injection. MRI imaging was performed to assess the treatment response and recurrence as well as any new lesions. In addition, a 3-month assessment of treatment response was done by US scan only.

3. Results

The demographic data of 272 patients with uterine fibroid and 346 patients with adenomyosis by HIFU are shown in Table 1. The median age of the 272 patients with uterine fibroid was 40.49 years (range 24–54). 112 patients were nullipara and 160 patients were multipara; 50 patients had a cesarean section; 9 patients underwent myomectomy; and 1 patient underwent RF myolysis. The median HIFU treatment time and median HIFU ablation time were 93.19 and 21.86 min for uterine fibroids, respectively. The median HIFU treatment energy was 38613.21 Joules (J).

The median age of 335 patients with adenomyosis was 40.43 years (range 24–51). 134 patients were nulliparous and 212 patients were multiparous; 60 patients had a cesarean section; 15 patients underwent myomectomy; and 5 patients underwent RF myolysis. The median HIFU treatment time and median HIFU ablation time were 82.32 and 17.49 min for adenomyosis, respectively. The median HIFU treatment energy was 363556.59 J.

3.1. Uterine fibroid HIFU treatment outcome

The pre-treatment median uterine fibroid volume (cm^3) was 207.63 cm^3. The pre-treatment median SSS and the pre-treatment median UFS–QOL scores were 55.94 and 55.97 (Table 2), respectively. After treatment, the median uterine fibroid volumes (cm^3) were reduced to 96.81, 80.73, and 50.06 cm^3 at 3, 6, and 12 months post-treatment, respectively. The uterine fibroid volume reduction rates (%) were 58.08%, 66.18%, and 77.59% at the 3-, 6-, and 12-month follow-ups, respectively. The median SSS were 23.86, 22.97, and 25.03 at the 3-, 6-, and 12-months follow-ups, respectively. The SSS reduction rates (%) were 55.58%, 52.76%, and 50.39% at the 3-, 6-, and 12-months follow-ups,

Table 1
Demographic data of 618 patients.

	Uterine fibroid	Adenomyosis
Total; 618	272	346
Mean age (range, years)	40.49 (24–54)	40.43 (24–51)
Nullipara	112	134
Multipara	160	212
Previous, cesarean section	50	60
Previous myomectomy	9	15
Previous RF myolysis	1	5
Mean treatment time (min)	93.19	82.32
Mean ablation time (min)	21.86	17.49
Mean energy (J)	538613.21	363556.59

Table 2
The response of uterine fibroids after HIFU.

Total No.*	Uterine fibroid						
F/U No. over 3 Mo	272						
	219						
	Uterine fibroid volume (cm^3)	Volume reduction rate (%)	SSS	SSS reduction rate (%)	UFS–QOL score	UFS–QOL increasing rate (%)
Pre Tx	207.64	–	55.94		55.97	–
3 Mo	96.81	58.08	23.86	55.58	79.84	42.66
6 Mo	80.73	66.18	22.97	52.76	80.31	43.50
12 Mo	50.06	77.59	25.03	50.39	80.28	43.45

* Mo: months, F/U: follow up, No.: number, Pre Tx: pre-treatment.

respectively. The median UFS-QOL scores for life quality were 79.84, 80.31, and 80.23 at 3, 6, and 12 months follow-ups, respectively. The UFS-QOL increasing rates (%) were 42.66%, 43.50%, and 43.45% at the 3-, 6-, and 12-months follow-ups, respectively.

A representative case is shown in Fig. 1.

3.2. Adenomyosis HIFU treatment outcome

The pre-treatment median uterine volume for adenomyosis (cm^3) was 264.14 cm^3. The pre-treatment median SSS and UFS-QOL scores were 62.52 and 43.61, respectively (Table 3).

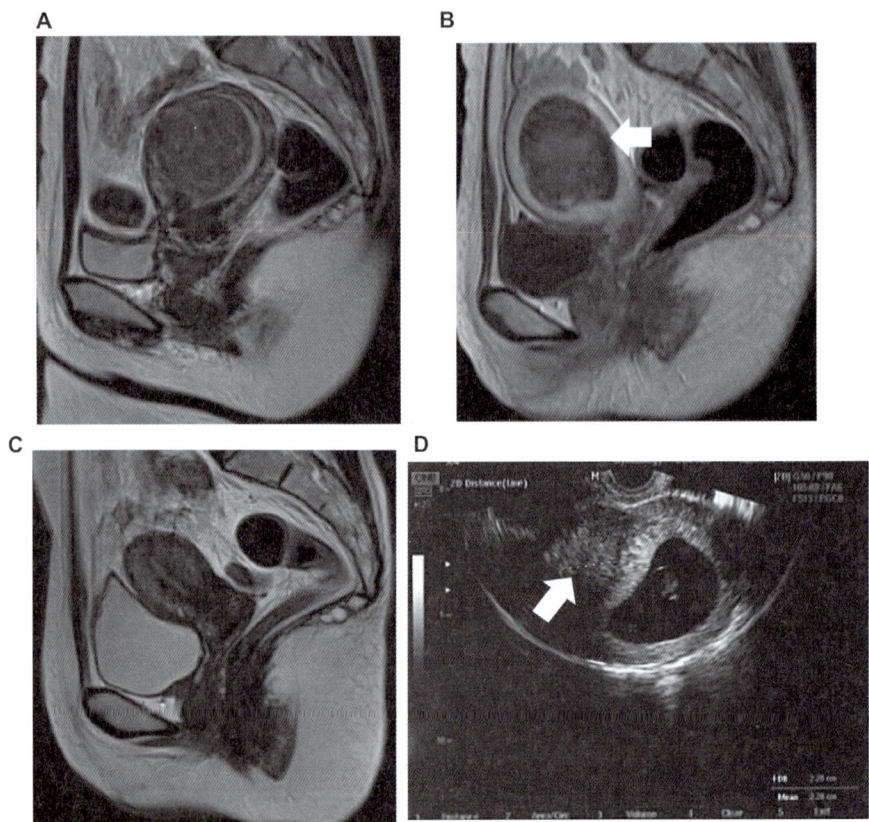

Fig. 1. HIFU treatment response in a case of nulliparous uterine fibroid. MRI scan shows that a 5.4 * 4.7 cm (58.6 cm^3)-sized uterine fibroid exposed to the endometrium on T2W MRI image sagittal (A) locates at uterine anterior wall. Gadolinium enhances T1W MRI image after HIFU treatment (B). Arrow indicates non-perfusion uterine fibroid after HIFU. 8 months later, necrotic uterine fibroid was expulsed (C). SSS changed from 87.5 to 37.5 at 6-months post treatment and UFS-QOL scores increased from 37.5 to 89.7 at 6-month post treatment. US scan image of other uterine fibroid patient shows pregnancy at 11 months later after treatment (D). Arrow indicates uterine fibroid after HIFU. 3.6 kg living male baby was delivered by cesarean section due to an induction failure at pregnancy 40 weeks and a half.

Table 3
The treatment response of adenomyosis after HIFU.

Total No. F/U No. over 3 Mo	Adenomyosis 346 299						
	Uterine volume (cm^3)	Volume reduction rate (%)	SSS	SSS reduction rate (%)	UFS-QOL score	UFS-QOL Increasing rate (%)
Pre Tx	264.14		62.52		43.61	
3 Mo	149.09	43.99	26.35	55.61	77.61	80.08
6 Mo	131.32	47.01	29.67	52.38	72.99	69.39
12 Mo	109.03	53.98	26.37	57.98	79.76	85.07

* Mo: months, F/U: follow up, No.: number, Pre Tx: pre-treatment.

Please cite this article in press as: J.-S. Lee et al., Ultrasound-guided high-intensity focused ultrasound treatment for uterine fibroid & adenomyosis: A single center experience from the Republic of Korea, Ultrason. Sonochem. (2015), http://dx.doi.org/10.1016/j.ultsonch.2015.05.033

The median uterine volumes for adenomyosis (cm³) were 149.09 cm³, 131.32, and 109.03 cm³ at the 3, 6, and 12-month of follow-ups, respectively. The uterine volume reduction rates (%) were 43.99%, 47.01%, and 53.98% at the 3-, 6-, and 12-month of follow-ups, respectively. The median SSS were 26.35, 29.67 and 26.37 at the 3-, 6-, and 12-month of follow-ups, respectively. The SSS reduction rates (%) were 55.61%, 52.38%, and 57.98% at the 3-, 6-, and 12-month of follow-ups, respectively. The median UFS–QOL scores for life quality were 77.61, 72.99, and 79.76 at the 3-, 6-, and 12-month of follow-ups, respectively. The UFS–QOL increasing rates (%) were 80.06%, 69.39%, and 85.07% at the 3-, 6-, and 12-month of follow-ups, respectively.

A representative case is shown in Fig. 2.

The additional treatments after the initial delivery of HIFU for uterine fibroid and adenomyosis are presented in Table 4. Among the 272 patients with uterine fibroid, 6 patients had a recurrence of symptom and 2 patients were diagnosed with a new lesion. 1 patient with cervical uterine fibroid was given 2nd HIFU treatment. 2 patients received hysterectomy and 3 patients underwent myomectomy. 14 of all 346 patients with adenomyosis had a recurrence of symptom and 2 patients were diagnosed with a new lesion. 7 patients were given 2nd HIFU treatment and 5 patients received hysterectomy.

Table 4
Recurrence and additional treatments after HIFU.

Total; 618	Uterine fibroid	Adenomyosis
Treatment number	272	346
Symptom recurrence	6	14
New lesion	2	2
2nd HIFU	1 (cervical uterine fibroid)	7
Hysterectomy	2	5
Myomectomy	3	–

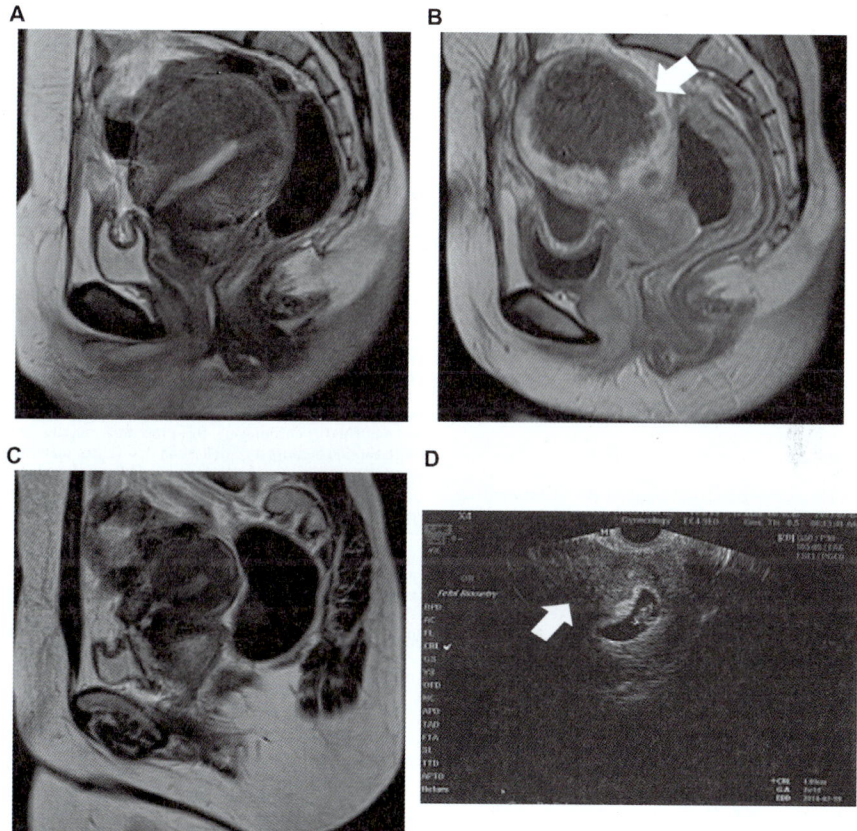

Fig. 2. Adenomyosis HIFU treatment response in a case of multiparous adenomyosis with 3 previous cesarean sections. MRI scan shows 8.24 * 8.64 cm (195 cm³)-sized adenomyotic uterus on T2W MRI image sagittal (A). Gadolinium enhanced T1W MRI image (B) after HIFU treatment. Arrow indicates non-perfusion area after HIFU. After 6 months, fibroid volume shrunk to 4.8 * 4.6 * 4.1 (50.1 cm³) in T2W MRI image (C). The volume reduction rate was 74.36%. SSS score decreased from 78.1 to 28.1 and UFS–QOL score increased from 58.6 to 78.4. US scan image of other adenomyosis patient shows pregnancy (D). Arrow indicates adenomyosis lesion after HIFU. A 3.45 kg living male baby was delivered by spontaneous vaginal delivery at full term.

Please cite this article in press as: J.-S. Lee et al., Ultrasound-guided high-intensity focused ultrasound treatment for uterine fibroid & adenomyosis: A single center experience from the Republic of Korea, Ultrason. Sonochem. (2015), http://dx.doi.org/10.1016/j.ultsonch.2015.05.033

Table 5
Pregnancy after HIFU treatment.

Pregnancy outcomes	Uterine fibroid	Adenomyosis
Normal spontaneous delivery	2	1
Cesarean section	1	0
Ongoing pregnancy	0	3
Spontaneous abortion	0	2

Table 6
Complication profiles after HIFU treatment.

Complication profiles	Total 618 treatment
Foot drop	1
Aggravated of known spondylolisthesis	1
Transient leg weakness	5
Transient sciatic nerve pain	12
Tumor lysis syndrome	1
Sleep apnea	1
1st degree burn	5
2nd degree burn	3
Transient hematuria	10

The pregnancy outcomes are shown in Table 5. 3 patients with uterine fibroid after HIFU treatment were pregnant. 2 patients gave birth by spontaneous vaginal delivery and 1 patient underwent a cesarean section due to induction failure. 6 patients with adenomyosis after HIFU treatment were pregnant. 1 patient gave birth via spontaneous vaginal delivery; 2 patients experienced spontaneous abortion; and 3 patients remained pregnant.

The complication profile of HIFU treatment is summarized in Table 6. The complication cases included 1 case of foot drop, 1 case of aggravation of known spondylolisthesis, 5 cases of transient unilateral leg weakness, 12 cases of unilateral sciatic nerve pain, 1 case of tumor lysis syndrome with transient acute prerenal failure, 1 case of sleep apnea due to sedative agent, 5 cases of 1st degree skin burn, 3 cases of 2nd degree skin burn and 10 cases of transient hematuria. With supportive care, all complicated cases were managed without occurrence of any permanent adverse event.

4. Discussion

For the 219 uterine fibroid patients, three follow-ups were conducted after HIFU treatment. The uterine fibroid volume reduction rates (%) compared to the initial uterine fibroid volume were 58.08%, 66.18%, and 77.59% at the 3-, 6-, and 12-month follow-up, respectively. These observations are comparable to those in other reports. Ren et al. reported the reduction rates of 27.2%, 47.9%, and 50.3% at 3, 6, and 12 months, respectively [8], and Wang et al. showed 46.7%, 68.2%, 78.9%, and 90.1% at 3, 6, 12, and 24 months, respectively [1]. Among all 272 uterine fibroid patients, only 8 patients (2.9%) had either a recurrence of symptoms (6 out of 8 patients) or presented new lesions (2 out of 8 patients). Additional treatments, including 2nd HIFU treatment, myomectomy, and hysterectomy, were performed on 6 patients; 2 patients were lost for follow-up treatment. For the 299 patients in the adenomyosis group, who had attended their follow-ups, the uterine volume reduction rates (%) compared to the initial uterine volume were 43.99%, 47.01%, and 53.98% at the 3-, 6-, and 12-month follow-up, respectively. Others reported an average NPV ratio of 71.6 ± 19.1% from MRI 1 day after USgHIFU [6]. They assessed the efficacy of HIFU using the NPV ratio, which is the volume ratio of the area with no enhancement to the target volume in the treated lesion. Among the 16 patients (4.6%) out of all 346 uterine adenomyosis patients, 14 patients had a recurrence of symptom and 2 patients had new lesions. 7 patients were treated with 2nd HIFU treatment and 5 patients received hysterectomy; 2 patients were lost for follow-up treatment. According to another report, 9.7% of patients with adenomyosis after USgHIFU had a re-operation within 12–28 months [1]. In this study, a reduction rate of SSS and an increasing rate of UFS–QOL score were observed till 12 months after treatment. Similarly, others reported an improvement of UFS–QOL score by 24 months [1].

The rate of complications in this study was 6.3% (39/618). The frequent complications comprised of transient sciatic nerve pain (12 cases, 1.9%) and transient hematuria (10 cases, 1.6%). This might be due to the fact that the urinary bladder and the sciatic nerve, which are located at a close proximity to the uterus, potentially might have a greater risk of injury than the bowel or the abdominal skin. All complicated cases were managed without permanent sequelae. Other minor complications after USgHIFU included gross hematuria, vaginal bleeding, lower abdominal pain and low-grade fever [8].

There was a report on the effect of USgHIFU on the sexual function for the treatment of uterine fibroids compared to conventional myomectomy [9]. In that article, an improvement of sexual function was observed after both HIFU and conventional myomectomy.

In our study, there were 9 unintended pregnancies after HIFU. Among these pregnant patients, 4 developed no complication during pregnancy and continued till full term delivery. Vaginal and cesarean section deliveries were also uneventful. 2 patients experienced a spontaneous abortion and 3 patients remained pregnant at this point. In a report of fifty-four pregnancies in 51 women undergoing magnetic resonance imaging-guided HIFU treatment of uterine fibroids, live birth rate was 41% of all pregnancies, with a spontaneous abortion rate of 28%, an elective pregnancy termination rate of 11%. And there were 11 on-going pregnancies beyond 20 gestational weeks. There were 2 cases of placenta previa without serious complications [10]. Another study reported the outcome of unintended pregnancy after USgHIFU ablation of uterine fibroids. Pregnancy was continued to full term in 7 women, and all births were given via cesarean delivery without any complications. Fifteen women were chosen to undergo an induced abortion, and 2 women experienced a spontaneous abortion [11]. Although the preliminary pregnancy experience of HIFU is encouraging, this procedure must be approached with caution because a complication that causes maternal or fetal morbidity can be significant. Intensive surveillance of the mother and fetus must be applied and a cesarean section should be performed at the earliest signs and symptoms of uterine rupture.

We treated the patients with severe retroflexed uterus, which was located out of the treatment field, using an additional applicator. This method had the advantage of increasing treatment effects and decreasing the obturator nerve injury and sciatic nerve symptoms. This method is currently under clinical progress and more experiences might be needed in order to ascertain its safety.

Disclosure

The authors have no potential conflicts of interest to disclose.

Acknowledgements

We are grateful to the patients who participated in this treatment. HGK, MJK, MOC, YJY equally contributed to this manuscript.

References

[1] W. Wang, Y. Wang, T. Wang, J. Wang, L. Wang, J. Tang, Safety and efficacy of US-guided high-intensity focused ultrasound for treatment of submucosal fibroids, Eur. Radiol. 22 (11) (2012) 2553–2558.

[2] W.P. Zhao, J.Y. Chen, L. Zhang, Q. Li, J. Qin, S. Peng, K.Q. Li, Z.B. Wang, W.Z. Chen, Feasibility of ultrasound-guided high intensity focused ultrasound ablating uterine fibroids with hyperintense on T2-weighted MR imaging, Eur. J. Radiol. 82 (1) (2013) e43–e49.

[3] X. Wang, J. Qin, L. Wang, J. Chen, W. Chen, L. Tang, Effect of high-intensity focused ultrasound on sexual function in the treatment of uterine fibroids: comparison to conventional myomectomy, Arch. Gynecol. Obstet. 288 (4) (2013) 851–858.

[4] W. Wang, Y. Wang, J. Tang, Safety and efficacy of high intensity focused ultrasound ablation therapy for adenomyosis, Acad. Radiol. 16 (11) (2009) 1416–1423.

[5] M. Zhou, J.Y. Chen, L.D. Tang, W.Z. Chen, Z.B. Wang, Ultrasound-guided high-intensity focused ultrasound ablation for adenomyosis: the clinical experience of a single center, Fertil. Steril. 95 (3) (2011) 900–905.

[6] X. Zhang, K. Li, B. Xie, M. He, J. He, L. Zhang, Effective ablation therapy of adenomyosis with ultrasound-guided high-intensity focused ultrasound, Int. J. Gynecol. Obstet. 124 (3) (2014) 207–211.

[7] J.B. Spies, K. Coyne, N.G. Guaou, D. Boyle, K. Skyrnarz-Murphy, S.M. Gonzalves, The UFS–QOL a new disease-specific symptom and health-related quality of life questionnaire for leiomyomata, Obstet. Gynecol. 99 (2) (2002) 290–300.

[8] X.L. Ren, X.D. Zhou, R.L. Yan, D. Liu, J. Zhang, G.B. He, Z.H. Han, M.J. Zheng, M. Yu, Sonographically guided extracorporeal ablation of uterine fibroids with high-intensity focused ultrasound: midterm results, J. Ultrasound Med. 28 (1) (2009) 100–103.

[9] X. Wang, J. Qin, L. Wang, W. Chen, L. Tang, Effect of high-intensity focused ultrasound on sexual function in the treatment of uterine fibroids: comparison to conventional myomectomy, Arch. Gynecol. Obstet. 288 (4) (2013) 851–858.

[10] J. Rabinovici, M. David, H. Fukunishi, Y. Morita, B.S. Gostout, E.A. Stewart, MRgFUS Study Group, Pregnancy outcome after magnetic resonance-guided focused ultrasound surgery (MRgFUS) for conservative treatment of uterine fibroids, Fertil. Steril. 93 (1) (2010) 199–209.

[11] J. Qin, J.Y. Chen, W.P. Zhao, L. Hu, W.Z. Chen, Z.B. Wang, Outcome of unintended pregnancy after ultrasound-guided high-intensity focused ultrasound ablation of uterine fibroids, Int. J. Gynecol. Obstet. 117 (3) (2012) 273–277.

ORIGINAL ARTICLE
Urology

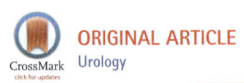

Effects of High-Intensity-Focused Ultrasound Treatment on Benign Uterine Tumor

Jaeyoon Park,[1,4] Jae Seong Lee,[2] Jae-Hwan Cho,[3] and Sungchul Kim[4]

[1]Department of Radiology, Incheon Christian Hospital, Incheon, Korea; [2]Department of Obstetrics and Gynaecology, Aegis Womanmed Clinic, Seoul, Korea; [3]Department of Radiological Technology, Ansan College, Ansan, Korea; [4]Department of Radiological Science, Gachon University Medical Campus, Incheon, Korea

Received: 18 January 2016
Accepted: 11 May 2016

Address for Correspondence:
Sungchul Kim, PhD
Department of Radiological Science, Gachon University Medical Campus, 191 Hambangmoe-ro, Yeonsu-gu, Incheon 21936, Korea
E-mail: ksc@gachon.ac.kr

In this study, the effects of high-intensity-focused ultrasound (HIFU) treatment on benign uterine tumor patients were examined. A total of 333 patients diagnosed with fibroids or adenomyosis using diagnostic sonography, treated with HIFU between February 4, 2010 and December 29, 2014 at a hospital in Korea, and followed up for three or six months were selected for this study. Their benign uterine tumor volume was measured, and the effects of HIFU treatment on the volume were analyzed according to age, disease, fertility, and treatment duration. The volume of benign tumors of the uterus changed by age in all age groups after conducting HIFU treatment for 3 and 6 months, respectively. The rate of decrease in individuals' in their twenties was the largest, at 64.9%. When the decreasing volume of benign tumors of the uterus was analyzed by type of disease, the treatment efficacy for adenomyosis was the best, with a decrease of 164.83 cm^3 after 6 months. Myoma had the fastest decreasing rate, at 68.5%. When evaluated on the basis of fertility, the volume of benign tumors of the uterus continued to decrease until 6 months after completing all procedures. The volume has continued to decrease for 6 months after all procedures. This study showed that HIFU treatments for uterine fibroid and adenomyosis is an effective non-invasive therapy via reducing the benign uterine tumor volume. Therefore, the HIFU method might replace other conventional treatment methods.

Keywords: High-Intensity-Focused Ultrasound; Benign Uterine Tumor; Treatment Effects

INTRODUCTION

The uterus, which is associated with sex and childbirth, has been socioculturally recognized as a symbolic organ of mature women (1). According to the 2011 in-depth analysis of the results of a patient survey in South Korea, 329.6 in every 100,000 women had undergone hysterectomy, the highest rate among the OECD countries (2). Fibroids and adenomyosis are the most common indications of hysterectomy, accounting for approximately 30% and 20% of the total, respectively (3). According to the National Health Insurance Service of South Korea, 237,000 patients were diagnosed with fibroids in 2009, and the number increased to 293,000 in 2013 for a mean annual increase of 5.5%. The number increased in all age groups except the 20s or younger (4).

The fundamental method of benign uterine tumor treatment is hysterectomy or myomectomy, but it requires general anesthesia, hospitalization, and a long recovery period. Furthermore, women who want pregnancies or want to preserve their uterus require non-invasive treatments (5). High-intensity-focused ultrasound (HIFU) is a non-invasive and non-hazardous method of preserving organs. It can be used repeatedly and is not affected by the lesion size. The treatment process can be monitored in real time for evaluation of its performance. Physical trauma can be minimal because no incision or resection of tumors is

performed. The normal functions of the uterus could be maintained (6,7). However, few fundamental studies on HIFU treatments have been conducted in South Korea.

In this study, the effects of HIFU on fibroids and adenomyosis patients treated in a Hospital in South Korea were analyzed.

MATERIALS AND METHODS

Study subjects

Of the 1,168 patients diagnosed with fibroid or adenomyosis (546 fibroids patients and 622 adenomyosis patients) 333 patients (141 fibroid patients and 192 adenomyosis patients) who underwent HIFU treatment between February 4, 2010 and December 29, 2014, and followed for three- and six-month follow-ups were selected for this study. To enhance the accuracy of the volume measurements, the subjects were followed up for up to six months.

HIFU treatments and the tumor volume measurement method

Before HIFU treatment, the size and location of the fibroids and adenomyosis were confirmed using transvaginal ultrasound, and the feasibility of the HIFU procedure was assessed through simulation. The strength of the ultrasound was adjusted from

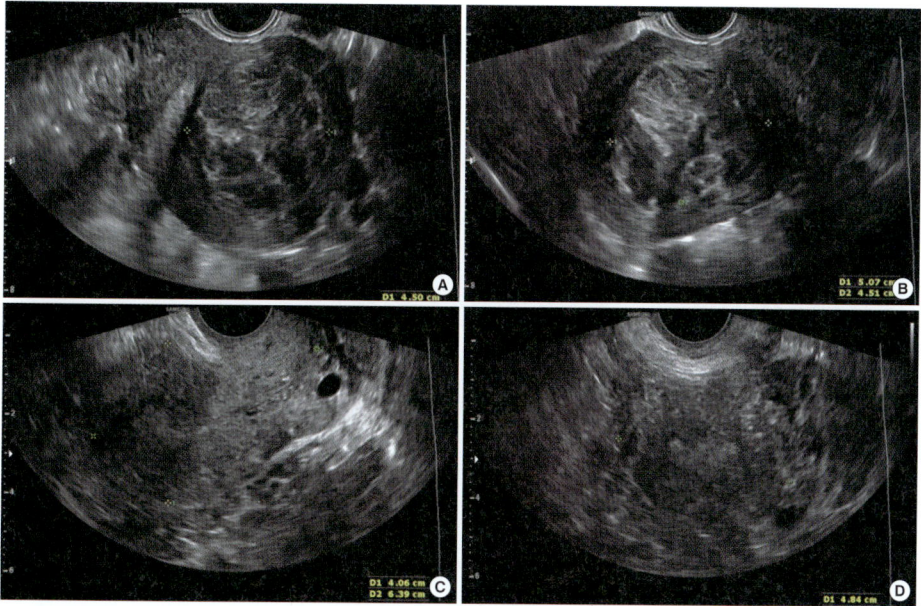

Fig. 1. Measurement of the adenomyosis by ultrasound scanning. (A) Horizontal & vertical length. (B) Longitudinal length. (C) Horizontal and vertical length. (D) Longitudinal length.

300 W to 400 W considering the subject's pain level and the transmutation level of the fibroid and adenomyosis shown in the ultrasound. The clinician determined the treatment duration. The median room time was 102 minutes, and mean time for sonication was 20 minutes 11 seconds.

ACCUVIX V10 (Samsung Medison, Seoul, Korea) was used to measure the tumor volume. A single gynecologist measured the horizontal, vertical, and longitudinal lengths of the fibroids and adenomyosis using the transvaginal ultrasound method before the HIFU procedure was performed, and the process was repeated three and six months later (Fig. 1). In patients with two or more fibroids or adenomyosis, the largest one was measured, and their volume was calculated using the following ellipsoid volume equation.

Volume = $\pi/6 \times H \times V \times L$ -------------------------- Equation 1

H: Horizontal Length, V: Vertical Length, L: Longitudinal Length
SPSS ver. 18.0 was used for the statistical analyses. ANOVA was used for the analyses according to the subject's age, fertility, and treatment duration, and the independent t-test was used for the analysis by disease. The significance test was used to verify the significance of the volume reduction and the reduction rate of the fibroids and adenomyosis. Statistical significance was accepted at $P < 0.05$.

Ethics statement

The study protocol was approved by the institutional review board of Inchon Christian Hospital (2015-01), and written informed consent was provided by all subjects.

RESULTS

Treatment effects according to the subject's age

In all age groups of the subjects who underwent the HIFU procedure, decreases in the benign tumor volume were measured. The 30s group showed the greatest reduction of 158.36 cm^3, but the differences among all age groups were statistically insignificant. In terms of the reduction rate of the benign uterine tumor volume, all age groups showed changes three and six months after HIFU treatment. The 20s groups showed the highest reduction rate of 64.9% six months later, but the difference was statistically insignificant (Table 1).

Treatment effects according to the subject's disease

The adenomyosis volume decreased by 164.83 cm^3 six months later, which was the most statistically significant treatment effect. The myoma showed a statistically significant 68.5% volume reduction rate (Table 2).

Table 1. Changes in the benign uterine tumor volume according to the subject's age

Period	Age group, yr	No.	Volume (cm³) Mean ± SD	P value	Reduction rate (%) Mean ± SD	P value
Before treatment	20-29	22	249.35 ± 211.45	0.733		
	30-39	134	277.91 ± 188.05			
	40-49	154	256.59 ± 159.93			
	50-59	23	260.54 ± 144.57			
3 months after	20-29	22	114.95 ± 107.57	0.606	57.02 ± 10.73	0.194
	30-39	134	136.16 ± 94.28		50.40 ± 14.83	
	40-49	154	124.81 ± 83.44		51.67 ± 13.68	
	50-59	23	123.13 ± 74.60		53.90 ± 16.72	
6 months after	20-29	22	103.25 ± 113.32	0.443	64.86 ± 14.47	0.188
	30-39	134	119.55 ± 86.36		57.98 ± 15.73	
	40-49	154	104.44 ± 78.05		60.52 ± 15.19	
	50-59	23	104.33 ± 63.00		61.39 ± 15.85	

SD, standard deviation.

Table 2. Changes in the reduction rate of the benign uterine tumor volume according to the subject's disease

Period	Disease	No.	Volume (cm³) Mean ± SD	P value	Reduction rate (%) Mean ± SD	P value
Before treatment	Myoma	141	218.23 ± 175.50	< 0.001		
	Adenomyosis	192	299.28 ± 165.12			
3 months after	Myoma	141	97.77 ± 91.85	< 0.001	57.35 ± 13.39	< 0.001
	Adenomyosis	192	151.25 ± 79.73		47.50 ± 13.43	
6 months after	Myoma	141	77.74 ± 81.90	< 0.001	68.54 ± 13.50	< 0.001
	Adenomyosis	192	134.45 ± 75.86		53.45 ± 13.58	

SD, standard deviation.

Table 3. Changes in the reduction rate of the benign uterine tumor volume according to the subject's fertility

Period	Fertility	No.	Volume (cm³) Mean ± SD	P value	Reduction rate (%) Mean ± SD	P value
Before treatment	0	147	295.85 ± 201.77	0.001		
	1	49	253.21 ± 141.72			
	2	124	222.60 ± 130.49			
	3	13	364.15 ± 216.05			
3 months after	0	147	140.33 ± 98.89	0.036	53.08 ± 12.42	0.176
	1	49	128.29 ± 82.31		49.14 ± 12.82	
	2	124	110.89 ± 70.19		50.65 ± 16.67	
	0	12	166.24 ± 130.66		55.02 ± 11.89	
6 months after	0	147	126.36 ± 97.61	0.005	59.56 ± 16.45	0.811
	1	49	105.30 ± 65.88		58.69 ± 14.39	
	2	124	90.47 ± 60.83		60.55 ± 14.81	
	3	12	140.14 ± 114.03		60.63 ± 14.96	

SD, standard deviation.

Treatment effects according to the subject's fertility

The reduction of the benign uterine tumor volume was statistically significant up to six months after treatment in all fertilities. The volume reduction rates were sustained for up to six months after treatment, but the difference was statistically insignificant (Table 3).

Benign uterine tumor change according to the treatment duration

In all treatment durations, the benign uterine tumor volume decreased with statistical significance up to six months postoperatively. The volume reduction rate were unchanged up to six months after treatment, so the difference was statistically insignificant (Table 4).

DISCUSSION

Most recently, HIFU has been widely applied in clinical cases, and an increasing number of hospitals are using HIFU equipment. HIFU is recognized as a more conservative and safe method with a faster recovery time than surgical methods, thereby drawing the attention of patients with benign uterine disease. However, its treatment effects and safety have not yet been adequately studied.

In previous studies, only the reduction rates of fibroids and adenomyosis--no other factor of the benign uterine tumor size-

Table 4. Changes in the reduction rate of the benign uterine tumor volume according to the subject's treatment duration

Period	Minute	No.	Volume (cm³) Mean ± SD	P value	Reduction rate (%) Mean ± SD	P value
Before treatment	0-30	7	78.55 ± 40.10	< 0.001		
	31-60	71	150.55 ± 87.66			
	61-90	127	229.37 ± 121.51			
	91-120	79	330.24 ± 165.33			
	121-150	37	382.91 ± 178.35			
	151-	12	633.99 ± 223.60			
3 months after	0-30	7	37.96 ± 26.40	< 0.001	59.27 ± 19.64	0.178
	31-60	71	81.10 ± 55.45		48.47 ± 18.33	
	61-90	127	108.19 ± 65.13		53.10 ± 13.44	
	91-120	79	156.44 ± 83.36		52.46 ± 11.44	
	121-150	37	190.46 ± 96.32		49.99 ± 12.61	
	151-	12	304.67 ± 117.69		51.06 ± 11.07	
6 months after	0-30	7	34.90 ± 24.94	< 0.001	62.96 ± 20.86	0.778
	31-60	71	69.39 ± 56.85		59.23 ± 20.23	
	61-90	127	94.19 ± 60.79		59.85 ± 15.01	
	91-120	79	136.63 ± 84.13		59.53 ± 11.81	
	121-150	37	148.79 ± 89.76		62.50 ± 14.44	
	151-	12	278.67 ± 104.65		55.41 ± 7.42	

SD, standard deviation.

-were investigated (8,9). In addition, the factors of the treatment effects according to the patient's age, disease, fertility, and HIFU treatment duration were not investigated. In this study, the effects of HIFU treatments according to the patient's age, disease, fertility, and treatment duration were examined.

During HIFU treatment, the necrotized benign tumor is absorbed via the nearby micro-blood flow. Thus, this study was conducted to prove the hypothesis that younger patients with an active blood flow experience better treatment effects. In our results, the treatment effects in the 20s age group were the greatest, and those in the 30s age group were the lowest, but the benign uterine tumor volume reduction and its reduction rates did not show a statistically significant difference among the age groups.

In this study, the volume reduction and the volume reduction rate of fibroids and adenomyosis were statistically significant. In a previous study on the changes in fibroids and three, six, and 12 months after completion of HIFU treatment, the volume was reduced by 58.1%, 66.2%, and 77.6%, respectively. Regarding adenomyosis, reduction rates of 44.0%, 47.0%, and 54.0% were observed, respectively (10). Ren et al. (11) reported the reduction rates of 27.2%, 47.9%, and 50.3% at 3, 6, and 12 months, respectively (11), and Wang et al. (8) showed 46.7%, 68.2%, 78.9%, and 90.1% at 3, 6, 12, and 24 months, respectively.

Since pregnancy and childbirth cause hormonal changes, fertility was thought to have affected the changes in the fibroid and adenomyosis. In this study, the subjects who had given birth three times experienced the greatest treatment effects, and those who had given birth only once experienced the least treatment effects. The volume reductions according to fertility were statistically significant, but no statistically significant reduction rate result was obtained. The volume reductions according to the treatment duration were statistically insignificant; but as a result of ANOVA on the volume reduction rate, statistically significant results were obtained. What was unique about the treatment duration was that the subjects with 31-60 minutes and 121-150 minutes experienced lesser treatment effects three months later, but at six months post-operatively, they showed a greater reduction than the subjects with any other treatment duration. This study had the following limitations. Although some patients were followed up to 12 months after HIFU treatment, this study contains only short-term treatment (6 months) effect. The discrimination based on the contrast-enhancement ultrasound using microbubbles might be more meaningful than the method used in this study. In the case of two or more fibroid or adenomyosis, only the largest one was used for the analysis of treatment effect. In addition, patients who underwent HIFU treatment only at a Hospital were targeted. In future studies, patients from various hospitals may be targeted. Considering the size of the benign uterine tumor, would be decreased up to 24 months after completion of HIFU treatment, a longer follow-up period might be needed. Next, HIFU can also cause complications but data related to HIFU complications were not collected in this study. For HIFU treatment, however, it is known that the general complications are as follows: subcutaneous edema can occur on the patient's skin. In addition, pain similar to that experienced due to a slight burn can occur. Although HIFU treatment does not cause bleeding because it is an extracorporeal treatment, it can cause damage to the surrounding organs (i.e., heart, stomach, and intestine). In cases of liver cancer, there is a low possibility of nerve damage. However, if nerves exist in adjacent regions like uterine myoma, some transitional disabilities have been reported. There is also the possibility of infection in the tissues with coagulation necrosis (12). In cases of uterine myoma, the follow-up observation of 7 pregnant women who experienced unplanned pregnancies showed that all women had a full term delivery and did not have any specific complications related to the pregnancy within 1 year (range: 5-32 weeks, average: 20 ± 8.85 weeks) after receiving HIFU treatment. Although it is considered safe for women to get pregnant 1 year after HIFU treatment, the need for a large-scale study on the topic has been mentioned (13). However, Bohlmann et al. (14) mentioned that there has yet to be any prospective research on the effects of HIFU treatment on pregnancy; therefore, they recommend that HIFU treatment be conducted selectively only for the following types of patients: patients at high risk of undergoing surgery, patients who refuse surgery, or infertile patients. Complications observed have been predominantly of Society of Interventional Radiology class A (no medical intervention required), with a small number of Society of Interventional Radiology class B (nominal therapy, no consequence). Class A adverse effects have included abdominal pain, mild sciatic/buttock pain, genital bleeding/increased discharge, and a prolonged next period (15). Zhang et al. (9) reported a slightly increased frequency of abdominal pain (64% vs. 71%) and skin reaction (0.8/2.4%) in patients with diffuse adenomyosis compared with those with focal disease. In their recent large analysis of 346 cases, Lee et al. (10) reported a range of more unusual complications, including foot drop (one case), transient unilateral leg weakness (one case), tumor lysis syndrome with transient acute prerenal failure (one case), sleep apnea due to a sedative agent (one case), first degree skin burn (five cases), second degree skin burn (three cases), and transient hematuria (ten cases) (10). Research on HIFU complications is planned in the future.

HIFU is a relatively effective method of treating benign uterine tumors. It can be used for patients who cannot undergo the conventional surgical methods due to their poor medical condition. In conclusion, HIFU might replace existing methods of treating benign uterine tumors.

DISCLOSURE

The authors have no potential conflicts of interest to disclose.

AUTHOR CONTRIBUTION

Concept and design: Park J, Lee JS, Cho JH, Kim S. Data collection and analysis: Park J, Lee JS, Cho JH. Interpretation of the data and critical review: Park J, Lee JS, Cho JH, Kim S. Revision: Park J, Lee JS, Cho JH, Kim S. Approval of final manuscript and agreement of submission: all authors.

ORCID

Jaeyoon Park http://orcid.org/0000-0001-7212-7391

Jae Seong Lee http://orcid.org/0000-0002-3988-1496
Jae-Hwan Cho http://orcid.org/0000-0001-7112-3866
Sungchul Kim http://orcid.org/0000-0002-4195-1297

REFERENCES

1. Kim YL. The quality of life in hysterectomy women and social support. *Korean J Fam Welf* 2010; 15: 49-71.
2. Ministry of Health and Welfare (KR); Korea Institute for Health and Social Affairs. For 2011, Patient Survey In-Depth Analysis: Policy Rreport 2013-11. Seoul: Korea Institute for Health and Social Affairs, 2013.
3. Raedah A, Togas T. Treatment options for uterine myoma. *Int Congr Ser* 2004; 1266: 197-201.
4. National Health Insurance Service (KR). Uterus for more than 50 female patients the latest four years increased emphasis [Internet]. Available at http://www.nhis.or.kr/bbs7/boards/B0039/13321 [accessed on 1 May 2015].
5. Somigliana E, Vercellini P, Daguati R, Pasin R, De Giorgi O, Crosignani PG. Fibroids and female reproduction: a critical analysis of the evidence. *Hum Reprod Update* 2007; 13: 465-76.
6. Song E. Ultrasound imaging guided high intensity focused ultrasound (HIFU) may be a safe tool to ablate uterine myoma. *Korean J Obstet Gynecol* 2009; 52: 843-9.
7. Smart OC, Hindley JT, Regan L, Gedroyc WM. Magnetic resonance guided focused ultrasound surgery of uterine fibroids--the tissue effects of GnRH agonist pre-treatment. *Eur J Radiol* 2006; 59: 163-7.
8. Wang W, Wang Y, Wang T, Wang J, Wang L, Tang J. Safety and efficacy of US-guided high-intensity focused ultrasound for treatment of submucosal fibroids. *Eur Radiol* 2012; 22: 2553-8.
9. Zhang X, Li K, Xie B, He M, He J, Zhang L. Effective ablation therapy of adenomyosis with ultrasound-guided high-intensity focused ultrasound. *Int J Gynaecol Obstet* 2014; 124: 207-11.
10. Lee JS, Hong GY, Park BJ, Kim TE. Ultrasound-guided high-intensity focused ultrasound treatment for uterine fibroid & adenomyosis: a single center experience from the Republic of Korea. *Ultrason Sonochem* 2015; 27: 682-7.
11. Ren XL, Zhou XD, Yan RL, Liu D, Zhang J, He GB, Han ZH, Zheng MJ, Yu M. Sonographically guided extracorporeal ablation of uterine fibroids with high-intensity focused ultrasound: midterm results. *J Ultrasound Med* 2009; 28: 100-3.
12. Wu F, Wang ZB, Chen WZ, Zou JZ, Bai J, Zhu H, Li KQ, Xie FL, Jin CB, Su HB, et al. Extracorporeal focused ultrasound surgery for treatment of human solid carcinomas: early Chinese clinical experience. *Ultrasound Med Biol* 2004; 30: 245-60.
13. Qin J, Chen JY, Zhao WP, Hu L, Chen WZ, Wang ZB. Outcome of unintended pregnancy after ultrasound-guided high-intensity focused ultrasound ablation of uterine fibroids. *Int J Gynaecol Obstet* 2012; 117: 273-7.
14. Bohlmann MK, Hoellen F, Hunold P, David M. High-intensity focused ultrasound ablation of uterine fibroids - potential impact on fertility and pregnancy outcome. *Geburtshilfe Frauenheilkd* 2014; 74: 139-45.
15. Fukunishi H, Funaki K, Sawada K, Yamaguchi K, Maeda T, Kaji Y. Early results of magnetic resonance-guided focused ultrasound surgery of adenomyosis: analysis of 20 cases. *J Minim Invasive Gynecol* 2008; 15: 571-9.

BJOG An International Journal of Obstetrics and Gynaecology

DOI: 10.1111/1471-0528.14739
www.bjog.org

Uterine Fibroids & Adenomyosis

Changes in anti-müllerian hormone levels as a biomarker for ovarian reserve after ultrasound-guided high-intensity focused ultrasound treatment of adenomyosis and uterine fibroid

J-S Lee,[a] G-Y Hong,[b] K-H Lee,[c] T-E Kim[d,]*

[a] Aegisroen Obstetric Gynaecology Clinic, Seoul, Korea [b] Green Cross Medical Clinic, Incheon, Korea [c] Seoul National University Biomedical Informatics (SNUBI) and Systems Biomedical Informatics Research Center, Division of Biomedical Informatics, Seoul National University College of Medicine, Seoul, Korea [d] Department of Obstetrics and Gynecology, Incheon St. Mary's Hospital, College of Medicine, The Catholic University of Korea, Incheon, Korea
*Correspondence: T-E Kim, Department of Obstetrics & Gynaecology, Incheon St. Mary's Hospital, College of Medicine, Catholic University of Korea, 665 Bupyeong-dong, Bupyeong-ku, Incheon, Korea. Email tekim@catholic.ac.kr

Accepted 13 June 2017.

Objective To assess the changes in antimüllerian hormone (AMH) levels after ablation for symptomatic uterine fibroids and adenomyosis using ultrasound-guided high-intensity focused ultrasound (USgHIFU).

Design A prospective study.

Setting Gynaecological department in multiple hospitals in South Korea.

Population Patients with uterus fibroids and adenomyosis.

Methods Seventy-nine women with symptomatic uterine fibroids and adenomyosis who met the inclusion criteria were enrolled in our study between January 2014 and December 2014. All patients underwent USgHIFU ablations. Each patient was examined before and after treatment, and at 6 and 12 months after treatment by T2-weighted MRI imaging (T2WI) and T1-weighted MRI imaging (T1WI) with gadolinium injection. Symptom severity scores (SSS), Uterine Fibroid Symptom Quality of Life (UFS-QOL) questionnaire subscales, and reductions of treated volume were assessed. AMH levels before and 6 months after HIFU ablation were compared to determine whether USgHIFU ablation affected ovarian reserve.

Main outcome measures HIFU treatment did not affect the ovarian function.

Results HIFU treatment time (mean ± standard deviation), HIFU ablation time, and treatment energy were 73.5 ± 25.6 minutes, 9994.7 ± 386.8 seconds, and 364 713.8 ± 156 350.7 Joules, respectively. AMH levels before and 6 months after HIFU ablation were 2.11 ± 2.66 and 1.84 ± 2.57 μg/l, respectively. There was no significant difference in AMH level between the two time points ($P > 0.05$).

Conclusions USgHIFU ablation for uterine fibroid and adenomyosis was effective without affecting ovarian reserve.

Keywords Adenomyosis, antimüllerian hormone, HIFU, ovarian reserve, uterine fibroid.

Tweetable abstract HIFU ablation is a safe and effective treatment for patients with uterine fibroids and adenomyosis that does not affect ovarian function.

Please cite this paper as: Lee J-S, Hong G-Y, Lee K-H, Kim T-E. Changes in anti-müllerian hormone levels as a biomarker for ovarian reserve after ultrasound-guided high-intensity focused ultrasound treatment of adenomyosis and uterine fibroid. BJOG 2017; 124 (S3): 18–22.

Introduction

Uterine fibroids are the most common benign genital tract tumours, and adenomyosis is the most frequently seen benign disorder of the uterus in women of reproductive age. Recently, reduced fertility and late parturition have been partially attributed to the increased incidence of uterine fibroid and adenomyosis. Various symptoms of the two disorders include dysmenorrhea, menorrhagia, vaginal haemorrhage, subfertility, and infertility. Currently, myomectomy and hysterectomy remains the treatment of choice for uterine fibroids and adenomyosis.

Radiofrequency (RF), uterine artery embolisation (UAE), and high intensity focused ultrasound (HIFU) have also been used in the treatment of uterine fibroids and adenomyosis.[1–4]

As a non-invasive technique, HIFU has the advantages of few adverse events and short hospital stay. However, no study has investigated whether HIFU treatment could affect ovarian function. Antimüllerian hormone (AMH) is an effective indicator to evaluate ovarian reserve in that the value is not affected by menstrual cycle of women. It reaches its highest level after puberty and gradually decreases over time in normo-ovulatory women.[5–9] The aim of this study is to evaluate the changes in AMH levels of patients with uterine fibroids or adenomyosis 6 months after HIFU treatment.

Materials and methods

The diagnosis of uterine fibroids and adenomyosis was made by medical history and physical examination, ultrasound (US), and magnetic resonance imaging (MRI). We included patients with symptomatic uterine fibroids and adenomyosis. The exclusion criteria were: (1) pedunculated uterine fibroids, asymptomatic uterine fibroids <5 cm in diameter; (2) asymptomatic focal adenomyosis; (3) an abdominal wall thickness of more than 5 cm; (4) suspected malignancy; (5) evidence of known or suspected extensive pelvic adhesions such as a history of acute pelvic inflammatory disease and severe pelvic endometriosis; (6) patients with body mass index (BMI) > 25, a history of smoking, alcohol, endocrine disease, polycystic ovarian disease, lower abdominal surgery including ovarian surgery, and chemotherapy prior to this treatment were also excluded.

HIFU ablation

HIFU treatment was performed using the Model JC Focused Ultrasound Tumor Therapeutic System (Chongqing Haifu Medical Technology, Chongqing, China).

Before the HIFU procedure, skin and bowel preparations and bladder volume controls with sterile saline were performed. During treatment, midazolam, propofol and fentanyl were intravenous injected for sedation and pain control in patients while 300–400 W levels of energy with HIFU were applied to a lesion. The condition of patients was monitored for 12 hours after treatment, and then oral prophylactic antibiotics and anti-inflammatory agents were prescribed before discharge. The decrease in lesion volume after HIFU treatment was measured in longitudinal (D1), anteroposterior (D2), and axial (D3) on MRI before and 6 months after treatment, and the measured data were evaluated using the equation below.

$$V = 0.5233 \times D1 \times D2 \times D3$$

Follow up

The effects and recurrences in all subjects of this study were examined by T2-weighted MRI imaging (T2WI) and T1-weighted MRI imaging (T1WI) with administration of gadolinium injection at pre-, post- and 6-month follow ups after treatment.

AMH test

Blood samples of 10 ml were taken before and 6 months after HIFU ablation and allowed to clot. Samples were centrifuged and the extracted serum was stored at $-22°C$ within 3 hours until enzyme-immunometric assay (DSL, Webster, TX, USA). Inter- and intra-assay coefficients of variation were below 5% at 3 µg/l, and below 11% at 13 µg/l. The detection limit of the assay was 0.026 µg/l.

Statistical analysis

Statistical analyses were performed using R version 3.0.2.[10] Continuous variables with normal distribution were compared using paired t-test and grouped variables were compared using analysis of variance (ANOVA). If AMH level at each time point was not normally distributed, paired Wilcoxon's rank-sum test was used for comparing AMH levels. Statistical significance was defined as $P < 0.05$.

The improved symptoms and patient satisfaction were evaluated before and 6 months after treatment by the Symptom Severity Score (SSS) and Uterine Fibroid Symptom and Quality of Life (UFS-QOL) questionnaire subscales.

Results

Demographic characteristics

The mean age of these patients was 40.5 years (range, 24–45 years). Of the 79 patients, 38 were nulliparous and 41 were multiparous. A total of 12 patients underwent caesarean section.

Treatment results

Therapeutic data of 45 patients with uterine fibroid and 34 patients with adenomyosis are summarised in Table 1

Table 1. Therapeutic data of the 79 patients participated in this study

	Mean ± SD
Treatment time (minutes)	73.5 ± 25.6
Ablation time (seconds)	994.7 ± 386.8
Treatment energy (Joules)	364 713.8 ± 156 350.7
AMH level before HIFU (µg/l)	2.11 ± 2.66
AMH level 6 months after HIFU (µg/l)	1.84 ± 2.57

SD, standard deviation.

HIFU treatment time (mean ± standard deviation), HIFU ablation time, and treatment energy were 73.5 ± 25.6 minutes, 994.7 ± 386.8 seconds, and 364 713.8 ± 156 350.7 Joules, respectively.

Pretreatment uterine fibroid volume, SSS, and UFS–QOL score were 174.02 ± 136.47 cm^3, 50.01 ± 7.81, and 61.27 ± 21.58, respectively. At 6 months after HIFU ablation, uterine fibroid volume, SSS, and UFS–QOL score had changed to 69.06 ± 56.93 cm^3, 22.06 ± 14.38, and 83.21 ± 20.53, respectively ($P < 0.01$, Table 2). Pretreatment uterine adenomyosis volume, SSS, and UFS–QOL score were 222.56 ± 112.64 cm^3, 61.57 ± 22.36, and 42.69 ± 23.19, respectively. At 6 months after HIFU ablation, uterine adenomyosis volume, SSS, and UFS–QOL score were 111.54 ± 75.49 cm^3, 27.64 ± 18.02, and 78.49 ± 20.98, respectively ($P < 0.01$, Table 3). All patients had regular cycles (28–35 days) before the treatment and at 6 months after HIFU ablation. AMH levels before and at 6 months after HIFU ablation were 2.11 ± 2.66 and 1.84 ± 2.57 μg/l, respectively. There was no significant difference in AMH level between the two time points ($P > 0.05$, shown in Figure 1).

Discussion

HIFU is considered an alternative treatment for uterine fibroids and adenomyosis. Several studies have shown that

Table 2. Response of 45 uterine fibroids after HIFU ablation

	Mean ± SD		P-value
	Pre-treatment	6 months after treatment	
Uterine fibroid volume (cm^3)	174.02 ± 136.47	69.06 ± 56.93	<0.01*
SSS	50.01 ± 7.81	22.06 ± 14.38	<0.01*
UFS-QOL score	61.27 ±21.58	83.21 ± 20.53	<0.01*

SD, standard deviation; SSS, Symptom Severity Score. *Paired t-test.

Table 3. Response of 34 adenomyosis after HIFU ablation

	Mean ± SD		P-value
	Pretreatment	6 months after treatment	
Uterine adenomyosis volume (cm^3)	222.56 ± 112.64	111.54 ± 75.49	<0.01*
SSS	61.57 ± 22.36)	27.64 ± 18.02)	<0.01*
UFS-QOL score	42.69 ± 23.19)	78.49 ± 20.98)	<0.01*

SD, standard deviation; SSS, Symptom Severity Score. *Paired t-test.

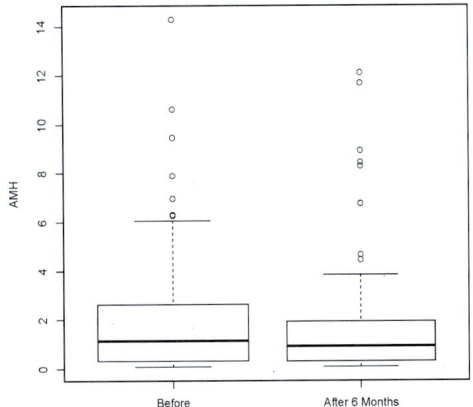

Figure 1. AMH levels after HIFU ablation for uterine fibroids and adenomyosis. AMH levels (μg/l) before and at 6 months after HIFU were not significantly different by Wilcoxon's rank sum test (P-value = 0.4709).

HIFU is a safe non-invasive therapy with low rate of complication and speedy recovery of normal lifestyle in 1 day.[11–14] Ren et al. have reported that the reduction rates at 3, 6, and 12 months after USgHIFU ablation of fibroids were 27.2, 47.9, and 50.3%, respectively.[15] Wang et al.[16] have reported that the reduction rates at 3, 6, 12, and 24 months after USgHIFU ablation of fibroids were 46.7, 68.2, 78.9, and 90.1%, respectively. Our previous report showed that the uterine fibroid volume reduction rates compared to initial uterine fibroid volume at 3, 6, and 12 months after treatment were 58.08, 66.18, and 77.59%, respectively. Compared with the initial uterine fibroid SSS, the SSS reduction rates at 3, 6, and 12 months were 55.58, 52.76, and 50.39%, respectively. Compared with the initial uterine fibroid UFS-QOL score, the UFS-QOL rates at 3, 6, and 12 months after the treatment had increased to 42.66, 43.50, and 43.45%. The uterine volume reduction rates for adenomyosis compared to the initial uterine volume at 3, 6, and 12 months after the treatment were 43.99%, 47.01%, and 53.98%, respectively. Compared with the initial adenomyosis, SSS rates at 3, 6, and 12 months after the treatment had decreased to 55.61, 52.38, and 57.98%, respectively. Compared with the initial adenomyosis, the UFS-QOL scores had increased at 3, 6, and 12 months after the treatment to 80.06, 69.39, and 85.07%, respectively.[14]

AMH is a glycoprotein hormone belonging to transforming growth factor ß superfamily.[17] It is the only factor expressed exclusively in the gonads.[18] Serum concentrations of AMH are decreased over time in young normo-ovulatory women. However, there is no change in other markers associated with ovarian ageing such as FSH, inhibin B, estradiol, and the number of ovarian follicles on ultrasonography.[6,19,20] Others have reported that AMH is more strongly related to ovarian follicular status comapred with serum inhibin B, estradiol, FSH, or LH on cycle day 3.[21] Furthermore, serum AMH level has significantly greater reproducibility and cost-effectiveness compared with other markers of ovarian follicular status.[22]

Several studies have shown that serum AMH level was temporarily reduced after myomectomy, but it returned to its preoperative level in a short time. After hysterectomy, AMH level significantly decreased for 3 months. Hysterectomy appeared to affect reserve and function of ovaries significantly compared with myomectomy.[23] In another report regarding the effect of UAE and hysterectomy on ovaries, AMH levels were significantly decreased during the entire follow-up period in both treatment groups (UAE and hysterectomy) compared with expected AMH levels due to ageing, indicating that both UAE and hysterectomy could affect ovarian reserve.[24] In our study, despite a relatively small number of patients and a relatively short follow-up period, no significant difference in AMH level was found between pretreatment and 6 months after HIFU ablation. This could be explained by the fact that the ovary and its vessels are not involved in the treatment area. Therefore, HIFU ablation did not damage the ovarian blood flow. Our preliminary data suggest that HIFU ablation is effective for treatment of uterine fibroids and adenomyosis without affecting ovarian reserve.

Conclusion

In summary, this preliminary study has shown that AMH level did not change after HIFU treatment. Although further studies with large sample size are needed to explore the long-term outcome, the results of our study provide evidence that HIFU ablation is an effective treatment for uterine fibroids and adenomyosis without affecting ovarian reserve.

Disclosure of interests

The authors have no potential conflicts of interest to disclose.

Detail of ethics approval

The Ethics Committee on this study was approved by Incheon Christian Hospital.

Contribution to authorship

Jae-Seong Lee: data acquisition; analysis and interpretation; drafting the article and final approval of the version to be published. Gi-Youn Hong, Kye-Hwa Lee: data acquisition; analysis and interpretation; final approval of the version to be published. Tae-Eung Kim: responsible for the initial concept, data acquisition and final review of the manuscript.

Funding

This study was not funded.

Acknowledgements

We are grateful to the patients who participated in this study. Yong-Jae Yang contributed equally to this manuscript. ■

References

1 Marret H, Fritel X, Ouldamer L, Bendifallah S, Brun JL, De Jesus I, et al. Therapeutic management of uterine fibroid tumors: updated French guidelines. *Eur J Obstet Gynecol Reprod Biol* 2012;165:156–64.
2 Van der Kooij SM, Ankum WM, Hehenkamp WJ. Review of nonsurgical/minimally invasive treatments for uterine fibroids. *Curr Opin Obstet Gynecol* 2012;24:368–75.
3 Zhao WP, Chen JY, Zhang L, Li Q, Qin J, Peng S, et al. Feasibility of ultrasound-guided high intensity focused ultrasound ablating uterine fibroids with hyperintense on T2-weighted MR imaging. *Eur J Radiol* 2013;82:e43–9.
4 Zhou M, Chen JY, Tang LD, Chen WZ, Wang ZB. Ultrasound-guided high-intensity focused ultrasound ablation for adenomyosis: the clinical experience of a single center. *Fertil Steril* 2011;95:900–5.
5 van Rooij IA, Tonkelaar I, Broekmans FJ, Looman CW, Scheffer GJ, de Jong FH, et al. Anti-müllerian hormone is a promising predictor for the occurrence of the menopausal transition. *Menopause* 2004;11:601–6.
6 De Vet A, Laven JS, de Jong FH, Themmen AP, Fauser BC. Anti-müllerian hormone serum levels: a putative marker for ovarian aging. *Fertil Steril* 2002;77:357–62.
7 Cook CL, Siow Y, Taylor S, Fallat ME. Serum müllerian-inhibiting substance levels during normal menstrual cycles. *Fertil Steril* 2000;73:859–61.
8 Hehenkamp WJ, Looman CW, Themmen AP, de Jong FH, teVelde ER, Broekmans FJ. Anti-müllerian hormone levels in the spontaneous menstrual cycle do not show substantial fluctuation. *J Clin Endocrinol Metab* 2006;91:4057–63.
9 Van Rooij IA, Broekmans FJ, teVelde ER, Fauser BC, Bancsi LF, de Jong FH, et al. Serum anti-müllerian hormone levels: a novel measure of ovarian reserve. *Hum Reprod* 2002;17:3065–71.
10 R Core Team (2015). R: A Language and Environment for Statistical Computing. Vienna: R Foundation for Statistical Computing. URL http://www.R-project.org/
11 Wang W, Wang Y, Wang T, Wang J, Wang L, Tang J. Safety and efficacy of US-guided high-intensity focused ultrasound for treatment of submucosal fibroids. *Eur Radiol* 2012;22:2553–8.
12 Wang W, Wang Y, Tang J. Safety and efficacy of high intensity focused ultrasound ablation therapy for adenomyosis. *Acad Radiol* 2009;16:1416–23.
13 Zhang X, Li K, Xie B, He M, He J, Zhang L. Effective ablation therapy of adenomyosis with ultrasound-guided high-intensity focused ultrasound. *Int J Gynaecol Obstet* 2014;124:207–11.
14 Lee JS, Hong GY, Park BJ, Kim TE. Ultrasound-guided high-intensity focused ultrasound treatment for uterine fibroid adenomyosis: A single center experience from the Republic of Korea. *Ultrason Sonochem* 2015;27:682–7.
15 Ren XL, Zhou XD, Yan RL, Liu D, Zhang J, He GB, et al. Sonographically guided extracorporeal ablation of uterine fibroids with high-intensity focused ultrasound: midterm results. *J Ultrasound Med* 2009;28:100–3.

16 Wang W, Wang Y, Wang T, Wang J, Wang L, Tang J. Safety and efficacy of US-guided high-intensity focused ultrasound for treatment of submucosal fibroids. *Eur Radiol* 2012;22:2553–8.
17 Pepinsky RB, Sinclair LK, Chow EP, Mattaliano RJ, Manganaro TF, Donahoe PK, et al. Proteolytic processing of müllerian inhibiting substance produces a transforming growth factor-ß-like fragment. *J Biol Chem* 1988;263:18961–4.
18 Lee MM, Donahoe PK. müllerian inhibiting substance: a gonadal hormone with multiple functions. *Endocr Rev* 1993;14:152–64.
19 Josso N, Cate RL, Picard JY, Vigier B, di Clemente N, Wilson C, et al. Anti-müllerian hormone: the Jost factor. *Recent Prog Horm Res* 1993;48:1–59.
20 Fiçicioglu C, Kutlu T, Baglam E, Bakacak Z. Early follicular antimllerian hormone as an indicator of ovarian reserve. *Fertil Steril* 2006;85:592–6.
21 Fanchin R, Schonäuer LM, Righini C, Guibourdenche J, Frydman R, Taieb J. Serum anti-müllerian hormone is more strongly related to ovarian follicular status than serum inhibin B, estradiol, FSH and LH on day 3. *Human Reprod* 2003;18:323–7.
22 Fanchin R, Taieb J, Lozano DH, Ducot B, Frydman R, Bouyer J. High reproducibility of serum anti-müllerian hormone measurements suggests a multi-staged follicular secretion and strengthens its role in the assessment of ovarian follicular status. *Human Reprod* 2005;20:923–7.
23 Wang HY, Quan S, Zhang RL, Ye HY, Bi YL, Jiang ZM, et al. Comparison of serum anti-müllerian hormone levels following hysterectomy and myomectomy for benign gynaecological conditions. *Eur J Obstet Gynecol Reprod Biol* 2013;171:368–71.
24 Hehenkamp WJ, Volkers NA, Broekmans FJ, de Jong FH, Themmen AP, Birnie E, et al. Loss of ovarian reserve after uterine artery embolization: a randomized comparison with hysterectomy. *Human Reprod* 2007;22:1996–2005.

PROOF COVER SHEET

Author(s): Jae-Seong Lee, Ye-Jin Kim, Gi-Youn Hong, Su-Kyung Nam, and Tae-Eung Kim

Article title: Abdominal wall endometriosis treatment by ultrasound-guided high-intensity focused ultrasound ablation: a case report

Article no: IGYE_A_1490713

Enclosures: 1) Query sheet
2) Article proofs

Dear Author,
1. Please check these proofs carefully. It is the responsibility of the corresponding author to check these and approve or amend them. A second proof is not normally provided. Taylor & Francis cannot be held responsible for uncorrected errors, even if introduced during the production process. Once your corrections have been added to the article, it will be considered ready for publication.

Please limit changes at this stage to the correction of errors. You should not make trivial changes, improve prose style, add new material, or delete existing material at this stage. You may be charged if your corrections are excessive (we would not expect corrections to exceed 30 changes).

For detailed guidance on how to check your proofs, please paste this address into a new browser window: http://journalauthors.tandf.co.uk/production/checkingproofs.asp

Your PDF proof file has been enabled so that you can comment on the proof directly using Adobe Acrobat. If you wish to do this, please save the file to your hard disk first. For further information on marking corrections using Acrobat, please paste this address into a new browser window: http://journalauthors.tandf.co.uk/production/acrobat.asp

2. Please review the table of contributors below and confirm that the first and last names are structured correctly and that the authors are listed in the correct order of contribution. This check is to ensure that your name will appear correctly online and when the article is indexed.

Sequence	Prefix	Given name(s)	Surname	Suffix
1		Jae-Seong	Lee	
2		Ye-Jin	Kim	
3		Gi-Youn	Hong	
4		Su-Kyung	Nam	
5		Tae-Eung	Kim	

Queries are marked in the margins of the proofs, and you can also click the hyperlinks below.

General points:
1. **Permissions:** You have warranted that you have secured the necessary written permission from the appropriate copyright owner for the reproduction of any text, illustration, or other material in your article. Please see http://journalauthors.tandf.co.uk/permissions/usingThirdPartyMaterial.asp.

2. **Third-party content:** If there is third-party content in your article, please check that the rightsholder details for re-use are shown correctly.

3. **Affiliation:** The corresponding author is responsible for ensuring that address and email details are correct for all the co-authors. Affiliations given in the article should be the affiliation at the time the research was conducted. Please see http://journalauthors.tandf.co.uk/preparation/writing.asp.

4. **Funding:** Was your research for this article funded by a funding agency? If so, please insert `This work was supported by <insert the name of the funding agency in full>', followed by the grant number in square brackets `[grant number xxxx]'.

5. **Supplemental data and underlying research materials:** Do you wish to include the location of the underlying research materials (e.g. data, samples or models) for your article? If so, please insert this sentence before the reference section: `The underlying research materials for this article can be accessed at <full link>/ description of location [author to complete]'. If your article includes supplemental data, the link will also be provided in this paragraph. See <http://journalauthors.tandf.co.uk/preparation/multimedia.asp> for further explanation of supplemental data and underlying research materials.

6. The **PubMed** (http://www.ncbi.nlm.nih.gov/pubmed) and **CrossRef databases** (www.crossref.org/) have been used to validate the references. Changes resulting from mismatches are tracked in red font.

AUTHOR QUERIES

Q1:   Please confirm the article type as set in the proof is accurate.

How to make corrections to your proofs using Adobe Acrobat/Reader

Taylor & Francis offers you a choice of options to help you make corrections to your proofs. Your PDF proof file has been enabled so that you can mark up the proof directly using Adobe Acrobat/Reader. This is the simplest and best way for you to ensure that your corrections will be incorporated. If you wish to do this, please follow these instructions:

1. Save the file to your hard disk.

2. Check which version of Adobe Acrobat/Reader you have on your computer. You can do this by clicking on the Help" tab, and then About".

If Adobe Reader is not installed, you can get the latest version free from http://get.adobe.com/reader/.

3. If you have Adobe Acrobat/Reader 10 or a later version, click on the Comment" link at the right-hand side to view the Comments pane.

4. You can then select any text and mark it up for deletion or replacement, or insert new text as needed. Please note that these will clearly be displayed in the Comments pane and secondary annotation is not needed to draw attention to your corrections. If you need to include new sections of text, it is also possible to add a comment to the proofs. To do this, use the Sticky Note tool in the task bar. Please also see our FAQs here: http://journalauthors.tandf.co.uk/production/index.asp.

5. Make sure that you save the file when you close the document before uploading it to CATS using the Upload File" button on the online correction form. If you have more than one file, please zip them together and then upload the zip file.
If you prefer, you can make your corrections using the CATS online correction form.

Troubleshooting

Acrobat help: http://helpx.adobe.com/acrobat.html
Reader help: http://helpx.adobe.com/reader.html

Please note that full user guides for earlier versions of these programs are available from the Adobe Help pages by clicking on the link Previous versions" under the Help and tutorials" heading from the relevant link above. Commenting functionality is available from Adobe Reader 8.0 onwards and from Adobe Acrobat 7.0 onwards.

Firefox users: Firefox's inbuilt PDF Viewer is set to the default; please see the following for instructions on how to use this and download the PDF to your hard drive: http://support.mozilla.org/en-US/kb/view-pdf-files-firefox-without-downloading-them#-w_using-a-pdf-reader-plugin

Unintended pregnancies with term delivery following ultrasound-guided high-intensity focused ultrasound (USgHIFU) ablation of uterine fibroid and adenomyosis

Jae-Seong Lee[1], Tae-Eung Kim[2], Jang Heub Kim[3], Byung Joon Park[2]

[1]Aegis-Roen Obstetrics and Gynecology Clinic, Seoul
[2]Department of Obstetrics and Gynecology, College of Medicine, The Catholic University of Korea, Incheon St. Mary's Hospital, Incheon
[3]Department of Obstetrics and Gynecology, College of Medicine, The Catholic University of Korea, Seoul St. Mary's Hospital, Seoul (Korea)

Summary

Purpose of Investigation: This study aimed to assess the pregnancy outcome of patients with uterine fibroid or adenomyosis treated by ultrasound-guided high-intensity focused ultrasound (USgHIFU) ablation. *Materials and Methods:* Treatment was administrated using a focused ultrasound tumor therapeutic system. In this study, there were 23 unintended pregnancies after USgHIFU ablation. *Results:* Twelve patients developed no complication during pregnancy and continued until full term delivery. Vaginal and cesarean section deliveries were also uneventful. The following are the pregnancy outcome of the patients: three patients experienced spontaneous abortions, one patient experienced preterm delivery, and five patients remained pregnant at this point. *Conclusions:* USgHIFU seems to have the effectiveness to precisely treat adenomyosis and uterine fibroid, allowing for normal reproduction. Well-designed prospective trials are needed to ascertain the safety of this treatment with pregnancy due to the lack of large-scaled study.

Key words: Adenomyosis; HIFU; Pregnancy; Uterine fibroid.

Introduction

Uterine fibroid and adenomyosis are frequent diseases at myometrium in women of reproductive age. Recently, reduced fertility and late parturition may be partially attributed to the increased incidence of uterine fibroid and adenomyosis. Various symptoms of the two disorders include dysmenorrhea, menorrhagia, vaginal hemorrhage, and subfertility. To treat uterine fibroid and adenomyosis, myomectomy, and hysterectomy can be considered as operative treatments, and radiofrequency (RF), uterine artery embolization (UAE) and high-intensity focused ultrasound (HIFU) as non-operative treatments [1-3]. HIFU is a non-invasive technique where ultrasound is concentrated on one point and raises its thermal effect to treat the lesion without impairments of skin and peritoneum [3, 4].

The report describes the outcomes of 24 unintended pregnancies of patients with uterine fibroid or adenomyosis treated by ultrasound-guided high-intensity focused ultrasound (USgHIFU) ablation.

Materials and Methods

Uterine fibroids and adenomyosis were diagnosed referring to medical history, physical examination, ultrasound (US), and MRI. The authors included patients with symptomatic uterine fibroid and adenomyosis with no evidence of known or suspected extensive pelvic adhesions, such as a history of acute pelvic inflammatory disease, severe pelvic endometriosis, and lower abdominal surgery or an abdominal wall thickness of < 5 cm. The exclusion criteria were pedunculated uterine fibroid, asymptomatic uterine fibroid of < 5 cm in diameter, asymptomatic focal adenomyosis, and suspected malignancy.

HIFU treatment was performed using a focused ultrasound tumor therapeutic system. This study was approved by the Ethics Committee at Incheon Christian Hospital. The authors explained the effect of the procedure, the side effect, and its impacts on pregnancy to the patient prior to administration of HIFU.

All patients received careful bowel and skin preparations prior to treatment. Urinary catheter was inserted into the bladder, which was filled with sterile saline in order to control the bladder volume before treatment. During the procedure, conscious sedation and pain control were achieved by injecting midazolam, propofol, and fentanyl while 300~400 watt (W) levels of energy with HIFU were given to a lesion. The conditions of patients were monitored over 12 hours after procedure, and oral prophylactic antibiotics and anti-inflammatory agents were prescribed before discharge.

The improved symptoms and patients' satisfaction were evaluated before and six months after treatment by the Symptom Severity Score (SSS) and Uterine Fibroid Symptom and Quality of Life (UFS-QOL) questionnaire subscales. The decrease in the lesion volume after HIFU treatment was measured in longitudinal (D1), anteroposterior (D2), and axial (D3) on MRI before and six months after treatment, and the measured data were evaluated by a calculation using the equation below:

$$V = 0.5233 \times D1 \times D2 \times D3$$

Revised manuscript accepted for publication November 15, 2017

Table 1. — *Outcomes of unintended pregnancies after US-gHIFU treatment.*

Pregnancy outcomes	Uterine fibroid (n=11)	Adenomyosis (n=12)
Normal spontaneous delivery	5	3
Cesarean section	3	1
On-going pregnancy	2	3
Spontaneous abortion	1	2
Premature delivery	0	1
Follow-up loss	0	2
Mean treatment time (minutes)	79.55	51.88
Mean ablation time (minutes)	10.08	10.88
Mean energy (Joules)	458,334.3	189,896.7
Volume reduction rate (% by 6 months)	69.4	39.2
SSS reduction rate (% by 6 months)	20.5	40

USgHIFU: ultrasound-guided high-intensity focused ultrasound; n: number; SSS: Symptom Severity Score.

The effects and recurrences in all participants of this study were examined by T2-weighted MRI imaging (T2WI) and T1-weighted MRI imaging (T1WI) with administration of gadolinium injection at times of pre-, post-, and six months follow-up after treatment. A retrospective analysis was conducted in 1,204 women with uterine fibroid or adenomyosis who underwent USgHIFU ablation from February 2010 to January 2015 at Incheon Christian Hospital, located in Incheon, Republic of Korea. Among these women, there were 23 unintended pregnancies.

Results

The data of pregnancy outcome of 11 patients with uterine fibroid and 12 patients with adenomyosis after USgHIFU ablation are shown in Table 1.

The mean age of the 11 patients with uterine fibroid was 32.9 (range 26~41) years. Two patients were multiparous. The mean HIFU treatment time and mean HIFU ablation time were 79.55 minutes and 10.08 minutes for uterine fi-

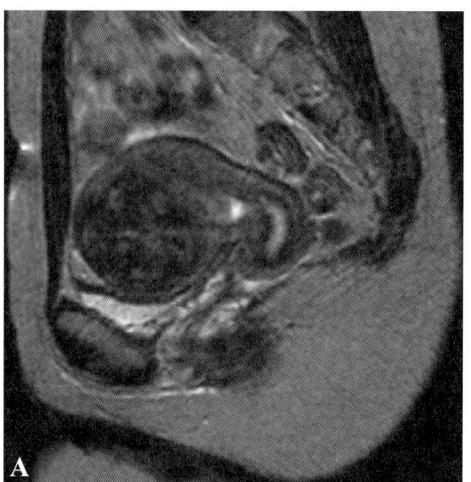
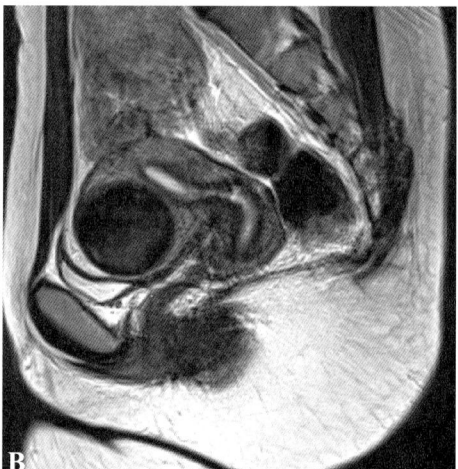
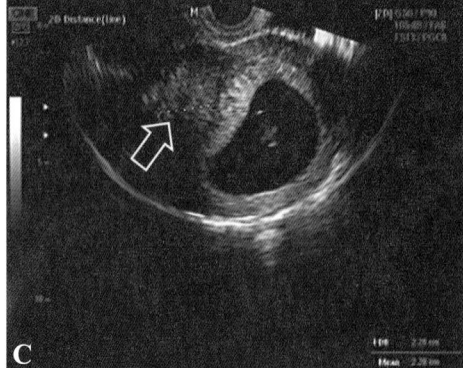

Figure 1. — USgHIFU treatment response in a case of nulliparous uterine fibroid.
(A) MRI scan shows that a 5.2×5.2 cm sized (61.3 cm^3) uterine fibroid on T2W MRI image sagittal is located at the uterine anterior wall. (B) Six months later, necrotic uterine fibroid is reduced to 3.1×2.5 cm in size (15.1 cm^3). (C) SSS changed from 48.75 to 31.25 at six-months post-treatment and UFS-QOL scores increased from 54.3 to 71.6 at six-months post-treatment. US scan image of other uterine fibroid patient shows pregnancy 11 months after treatment. The arrow indicates uterine fibroid after US-gHIFU. A 3.6-kg living male baby was delivered by cesarean section due to an induction failure at pregnancy 40.5 weeks.

broids, respectively. The mean HIFU treatment energy was 458,334.3 Joules (J). The volume reduction rate and SSS at six months after treatment were 69.4% and 20.5%, respectively.

The mean age of 12 patients with adenomyosis was 34.1 (range 30~42) years. Six patients were multiparous. The mean USgHIFU treatment time and mean USgHIFU ablation time were 51.88 minutes and 10.88 minutes for adenomyosis, respectively. The mean USgHIFU treatment energy was 189,896.7 J. The volume reduction rate and SSS at six months after treatment were 39.2% and 40%, respectively.

In this study, there were 23 unintended pregnancies after USgHIFU (Figure 1). Among these pregnant patients, 12 developed no complication during pregnancy and continued until full term delivery. Eight vaginal and four cesarean section deliveries were also uneventful. Three patients experienced spontaneous abortions; one patient with adenomyosis experienced preterm delivery at 25 weeks of gestation, and five patients remained pregnant at this point. The figure was excluded from this study because the patient was not contacted.

Discussion

The potential unintended pregnancy after HIFU cannot be excluded despite the present authors' explanation that effect of HIFU on pregnancy is unclear. In a report of 54 pregnancies in 51 women undergoing MRI-guided HIFU treatment for uterine fibroids, live birth rate was 41% of all pregnancies, with a spontaneous abortion rate of 28%, and an elective pregnancy termination rate of 11%. Therefore, there were 11 on-going pregnancies beyond 20 gestational weeks. There were two cases of placenta previa without serious complications [5].

In this report, full term delivery rate was 57.1% (12/21), spontaneous abortion rate was 14.3% (3/21), and on-going pregnancies were five cases. Another study reported the outcome of unintended pregnancies after USgHIFU ablation of uterine fibroids. Pregnancies were progressed to full term in seven women, and all births were via cesarean delivery without complications. Fifteen women underwent induced abortions, and two women experienced spontaneous abortions [6].

Compared to the current authors' previous report [7], the mean age of the 272 patients with uterine fibroids was 40.49 (range 24~54) years. The mean age of 346 patients with adenomyosis was 40.43 (range 24~51) years. However, this study showed that pregnant patients with fibroid after HIFU ablation and with adenomyosis after HIFU were younger by the average of 7.6 and 6.3 years, respectively. As a result, the mean age of the patients in this study is younger than that of the authors' previous study. Informing HIFU effect on the pregnancy to patients before procedure is highly recommended because performing HIFU ablation to the younger patients increases the possibility of future pregnancy.

In case series of deliveries after RF myolysis, there were three cases of uterine rupture during pregnancies [8] and four cases of term deliveries without any complications [9]. All ruptured cases conceived within three months after the procedure although the data were insufficient to comparing the size and number of fibroids. Three successful cases conceived after 12 months. In the present study, uterine rupture during pregnancy was not observed, but three spontaneous abortions occurred when conceived within one year after HIFU.

Although the preliminary pregnancy experience of USgHIFU is encouraging, this procedure must be approached with caution due to high risk of maternal or fetal morbidity. Intensive surveillance of the mother and fetus is required, and a cesarean section should be performed at the earliest signs and symptoms of uterine rupture.

References

[1] Marret H., Fritel X., Ouldamer L., Bendifallah S., Brun J.L., De Jesus I., et al.: "Therapeutic management of uterine fibroid tumors: updated French guidelines". Eur. J. Obstet. Gynecol. Reprod. Biol., 2012, 165, 156.
[2] Van der Kooij S.M., Ankum W.M., Hehenkamp W.J.: "Review of nonsurgical/minimally invasive treatments for uterine fibroids". Curr. Opin. Obstet. Gynecol., 2012, 24, 368.
[3] Zhao W.P., Chen J.Y., Zhang L., Li Q., Qin J., Peng S., et al.: "Feasibility of ultrasound-guided high intensity focused ultrasound ablating uterine fibroids with hyperintense on T2-weighted MR imaging". Eur. J. Radiol., 2013, 82, e43.
[4] Zhou M., Chen J.Y., Tang L.D., Chen W.Z., Wang Z.B.: "Ultrasound-guided high-intensity focused ultrasound ablation for adenomyosis: the clinical experience of a single center". Fertil. Steril., 2011, 95, 900.
[5] Rabinovici J., David M., Fukunishi H., Morita Y., Gostout B.S., Stewart E.A.: "MRgFUS Study Group, Pregnancy outcome after magnetic resonance-guided focused ultrasound surgery (MRgFUS) for conservative treatment of uterine fibroids". Fertil. Steril., 2010, 9, 199.
[6] Qin J., Chen J.Y., Zhao W.P., Hu L., Chen W.Z., Wang Z.B.: "Outcome of unintended pregnancy after ultrasound-guided high-intensity focused ultrasound ablation of uterine fibroids". Int. J. Gynaecol. Obstet., 2012, 117, 273.
[7] Lee J.S., Hong G.Y., Park B.J., Kim T.E.: "Ultrasound-guided High-Intensity Focused Ultrasound Treatment for Uterine Fibroid & Adenomyosis: A Single Center Experience from the Republic of Korea". Ultrason. Sonochem., 2015, 27, 682.
[8] Arcangeli S., Pasquarette M.M.: "Gravid uterine rupture after myolysis". Obstet. Gynecol., 1997, 89, 857.
[9] Kim C.H., Kim S.R., Lee H.A., Kim S.H., Chae H.D., Kang B.M.: "Transvaginal ultrasound-guided radiofrequency myolysis for uterine fibroids". Hum. Reprod., 2011, 26, 559.

Corresponding Author:
BYUNG JOON PARK, M.D., PHD.
Department of Obstetrics and Gynecology
The Catholic University of Korea
Incheon St. Mary's Hospital, 403-720
Bupyeong 6-dong
Bupyeong-gu, Incheon (Korea)
e-mail: amenorrhea@catholic.ac.kr

● *Original Contribution*

SAFETY AND EFFICACY OF ULTRASOUND-GUIDED HIGH-INTENSITY FOCUSED ULTRASOUND TREATMENT FOR UTERINE FIBROIDS AND ADENOMYOSIS

Jae-Seong Lee,* Gi-Youn Hong,[†] Kye-Hwa Lee,[‡] Jung-Hwa Song,[§] and Tae-Eung Kim[§]

*Aegisroen Obstetrics Gynecology Clinic, Seoul, Republic of Korea; [†] Green Cross Medical Clinic Incheon, Republic of Korea; [‡] Center for Precision Medicine Seoul National University Hospital, Seoul, Republic of Korea; and [§] Department of Obstetrics and Gynecology, Incheon St. Mary's Hospital, College of Medicine, The Catholic University of Korea, Incheon, Republic of Korea

(*Received* 18 *February* 2019; *revised* 22 *August* 2019; *in final from* 30 *August* 2019)

Abstract—The objective of this study was to assess the tolerability and efficacy of ultrasound-guided high-intensity focused ultrasound (USgHIFU) ablation using a Haifu JC Focused Ultrasound Tumor Therapeutic System (operating transducer frequency: 0.8 MHz, 300–400 W/cm^2) under real-time ultrasound guidance (2.5- to 5.0-MHz imaging probe) for uterine fibroids and adenomyosis in 1807 patients (928 with fibroids and 889 with adenomyosis). Volume change and clinical symptom improvement after treatment were evaluated based on symptom severity scores and health-related quality of life scores using the Uterine Fibroid Symptom and Quality of Life questionnaires. At 3, 6 and 12 mo after treatment, symptom severity scores and health-related quality of life scores and reductions in volumes of uterine adenomyosis and fibroids all revealed good effects. The complication rate was 4.6% (84/1807). With supportive care, all complications resolved without any permanent adverse effects. Thus, USgHIFU is an effective, non-invasive modality for treating uterine fibroids and adenomyosis with manageable complications. (E-mail: tekim@catholic.ac.kr) © 2019 World Federation for Ultrasound in Medicine & Biology. All rights reserved.

Key Words: Uterine fibroid, Adenomyosis, High-intensity focused ultrasound ablation, Efficacy, Safety.

INTRODUCTION

Uterine fibroids and adenomyosis are common gynecologic disorders that affect women of reproductive age. They are frequently found to be underlying causes of dysmenorrhea, menorrhagia, urinary symptoms and subfertility. Uterine fibroids and adenomyosis have been treated mainly with surgical treatment in the past. However, these disorders are now increasingly treated with non-invasive methods. High-intensity focused ultrasound (HIFU) ablation is an effective non-invasive treatment modality using an external ultrasound (US) energy source to induce thermal ablation for a variety of solid tumors such as uterine fibroids and adenomyosis at depths through the intact skin. Based on its ability to concentrate US waves at the desired location, HIFU leads to protein denaturation and irreversible cell necrosis *via* heating effect and cavitation, causing direct damage to tumor blood vessels at the focal spot (Fig. 1) (Jiang et al. 2013). Several studies have reported that ultrasound-guided high-intensity focused ultrasound (USgHIFU) ablation and magnetic resonance-guided focused US are tolerable and feasible alternatives for treating uterine fibroids (Funaki et al. 2009; Wang et al. 2012, 2013; Zhao et al. 2013) and adenomyosis (Wang et al. 2009; Zhou et al. 2011; Shui et al. 2015). The main advantage of HIFU is its non-invasive nature associated with low morbidity and rapid recovery (return to normal activity in 1 d). In this study, we evaluated the efficacy and tolerability of USgHIFU treatment by assessing volume reduction, uterine fibroid symptom, quality of life Uterine Fibroid Symptom and Quality of Life (UFS-QoL) score increase and adverse events (Spies 2002). UFS-QoL comprises 37 questions. Each question is assessed using a 5-point categorical scale (1 = not at all, 2 = a little bit, 3 = somewhat, 4 = a great deal, 5 = a very great deal). The UFS-QoL is widely used in the gynecologic field to objectively evaluate the severity of symptoms and health-related quality of life (HRQoL) in patients with uterine fibroids. The UFS-QoL consists of

Address correspondence to: Tae-Eung Kim, Department of Obstetrics and Gynecology, Incheon St. Mary's Hospital, College of Medicine, The Catholic University of Korea, 56, Dongsu-ro, Bupyeong-gu, Incheon, 21431, Republic of Korea. E-mail: tekim@catholic.ac.kr

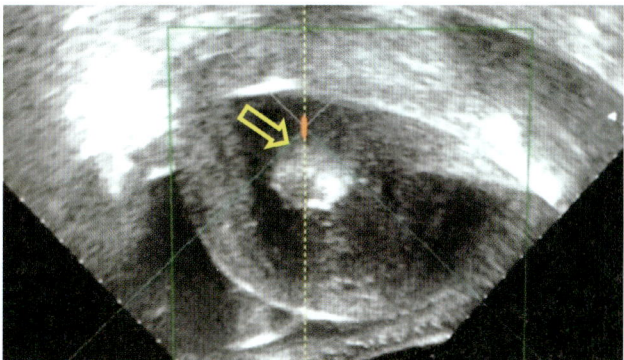

Fig. 1. Image of area treated with ultrasound-guided high-intensity focused ultrasound. A hyper-echoic change was observed in the focus area in ultrasound image.

an 8-item Symptom Severity Scale (SSS) and six dimensions of HRQoL.

METHODS

This retrospective analysis enrolled 1,807 women with uterine fibroids or adenomyosis who underwent USgHIFU ablation from February 2010 to October 2017. All patients were treated by Dr. Lee with 10 y of experience of treating HIFU. Diagnosis of uterine fibroids and adenomyosis was based on each patient's medical history, physical examination, diagnostic US and magnetic resonance imaging (MRI) scans. We included patients with 2- to 12-cm uterine myomas with moderate to severe symptoms and symptomatic focal and diffuse adenomyosis patients. Exclusion criteria were pedunculated uterine fibroids, asymptomatic uterine fibroids <5 cm in diameter, asymptomatic focal adenomyosis, any evidence of known or suspected extensive pelvic adhesions, a history of acute pelvic inflammatory disease, severe pelvic endometriosis, lower abdominal surgery, abdominal wall thickness >5 cm, pregnancy and lactation, dialysis, anticoagulation therapy, hemolytic anemia, history of cerebrovascular disease, unstable cardiac status and suspected malignancy.

Treatment was administered using a Haifu JC Focused Ultrasound Tumor Therapeutic System (Chongqing Haifu Technology, Chongqing, China) under real-time US guidance. The focused US transducer used in this study had a focal length of 135 mm, a diameter of 150 mm and an operating frequency of 0.8 MHz. An AU3 US imaging device (Esaote, Genoa, Italy) was used as the real-time imaging unit of the system. This 3.5- to 5.0-MHz imaging probe was located in the center of the HIFU transducer. During HIFU treatment, the lesion was treated with an acoustic power in a single-exposure dot mode at an intensity of 300–400 W/cm^2 and exposure duration of 3-s intervals between exposures with at least 24 exposures per point. It was stopped when hyper-echoic white gray-scale change at the focus area appeared on the US image. After termination of treatment, total treatment time from the first sonication shot to the last shot, total time of sonication and total treatment energy were obtained. This study was approved by the ethics committee at Incheon Christian Hospital (No. 2012-1). Written informed consent was obtained before every procedure from each patient, who was informed of possible effects of HIFU on pregnancy rate and treatment outcome. All patients underwent careful bowel and skin preparation before HIFU treatment. Bowels were prepared to avoid adverse effects to adjacent bowel loops in the treatment field using 250 mL of MAGCOROL SOLN (magnesium citrate; Taejoon Pharm Inc, Seoul, South Korea) for 1 d. The skin of the lower abdominal wall was shaved and degreased with 70% alcohol. The epidermal skin was degassed with a vacuum suction device. A urinary catheter filled with sterile saline was inserted into the bladder to control bladder volume during the procedure. Intravenous conscious sedation with fentanyl, midazolam and propofol was administered during the procedure. Real-time guided ultrasonography was used to determine the location of uterine fibroids and adenomyosis during the procedure. We monitored the patient's pain, motion and vital signs, including blood pressure, pulse and oxygen saturation rate, during treatment and at least 12 h after the procedure. Our aim was to treat at least >80% of the lesions in the uterus. To prevent infection and inflammation of lesions, oral antibiotics and anti-inflammatory drugs were administered for 7 d after the treatment.

Symptoms of each patient were surveyed objectively using the SSS and HRQoL scores of the UFS-QoL questionnaires (Spies 2002). After the scores on questions 1 to

8 of the UFS-QoL were summed, the SSS score was calculated using the following formula: transformed score = ((actual raw score − lowest possible raw score)/possible raw score range) * 100. After the scores on questions 9 to 37 of the UFS-QoL were summed, the HRQoL score was calculated using the following formula: transformed score = ((highest possible score − actual raw score)/possible raw score range) * 100. Patients completed the UFS-QoL questionnaire before treatment and at 3, 6 and 12 mo after treatment. The higher the SSS score, the higher was the patient's discomfort. The lower the HRQoL, the lower was the patient's satisfaction with daily life. We evaluated the effect of ablation with the volume reduction rate determined with US and enhanced MRI. We measured the uterus and targeted lesions in the longitudinal (D1), anteroposterior (D2) and axial (D3) dimensions. We also calculated uterine fibroid volume and uterine adenomyosis volume as Kroencke et al. 2006) $V = 0.5233 \times D1 \times D2 \times D3$.

All 1807 patients were treated with a single session of HIFU treatment under intravenous sedation. Each patient was examined before treatment, the next day and 6 and 12 mo after treatment using T2-weighted MRI imaging and T1-weighted MRI imaging with gadolinium injection. This process was performed to assess treatment response and recurrence as well as any new lesions. A 3-mo assessment was conducted with US scanning alone.

We used repeated-measures analysis of variance to determine the statistical significance of changes in patients' symptom severity, quality of life scores and uterine volumes at 3, 6 and 12 mo after the HIFU procedure. In this model, we used age as a confounding variable. We set the threshold of statistical significance at $p < 0.05$. All statistical analyses were performed using R Version 3.5.1 (R Core Team 2018).

RESULTS

Demographic data for 918 patients diagnosed with uterine fibroids and 889 patients diagnosed with adenomyosis by HIFU are summarized in Table 1. The age of the 918 patients diagnosed with uterine fibroids was 41.26 ± 6.35 y (mean ± standard deviation [SD]). Of these patients, 368 were nulliparous and 550 were multiparous. A total of 195 patients had had a cesarean section. Fifty patients had undergone myomectomy, and 3 patients, radiofrequency myolysis. HIFU treatment time from the first shot to the last shot was 86.13 ± 36.37 min (mean ± SD). HIFU ablation time (the sum of shot times) was 1156.35 ± 568.98 s (mean ± SD). HIFU treatment energy for each patient was 455 ± 493 kJ (mean ± SD).

The age of the 819 patients diagnosed with adenomyosis was 41.06 ± 5.45 y (mean ± SD). Of these patients, 319 were nulliparous and 570 were multiparous.

Table 1. Demographic data of 1807 patients

	Uterine fibroids	Adenomyosis
No. of patients	918	889
Age*	41.26 ± 6.35	41.06 ± 5.45
No. of nulliparas	368	319
No. of multiparas	550	570
No. of previous cesarean sections	195	217
No. of previous myomectomies	50	59
Previous radiofrequency myolysis	3	10 (3 UAE)
Treatment time (min)*	86.13 ± 36.37	79.36 ± 30.58
Ablation time (s)*	1156.35 ± 568.98	1001.69 ± 453.59
Energy (kJ)*	455 ± 493	361 ± 181

UAE = uterine artery embolization.
* Mean ± standard deviation.

A total of 217 patients had had a cesarean section. Fifty-nine patients had undergone myomectomy. Ten patients had undergone radiofrequency myolysis, and 3 patients, uterine artery embolization. HIFU treatment time and HIFU ablation time were 79.36 ± 30.58 min and 1001.69 ± 453.59 s (mean ± SD), respectively. HIFU treatment energy was 361 ± 181 kJ (mean ± SD).

HIFU treatment for uterine fibroids

Pre-treatment uterine fibroid volume was 176.46 ± 149.87 cm³ (mean ± SD). Pre-treatment SSS and UFS-QoL scores were 48.55 ± 21.17 and 59.10 ± 23.15 (mean ± SD), respectively (Table 2). Uterine fibroid volumes (reduction rate, %) were 79.87 ± 74.81 cm³ (54.7%), 66.20 ± 81.49 cm³ (62.5%) and 46.23 ± 54.7 cm³ (73.8%) at 3, 6 and 12 mo after treatment, respectively ($p < 0.001$). SSSs were 24.74 ± 16.28, 23.72 ± 15.05 and 24.94 ± 15.15 (mean ± SD) at 3, 6 and 12 mo after treatment, respectively ($p < 0.001$). UFS-QoL scores were 79.42 ± 17.99, 81.69 ± 18.55 and 81.20 ± 15.96 at 3, 6 and 12 mo, respectively ($p < 0.001$) (Fig. 2). A representative case of a multiparous female diagnosed with multiple uterine fibroids is illustrated in Figure 3. These fibroids were touching the endometrium, causing severe vaginal bleeding and menorrhagia. Twelve months after treatment, a few necrotic uterine fibroids were expelled. The volume reduction rate of another necrotic uterine fibroid was 78.7%.

HIFU treatment for adenomyosis

Pre-treatment uterine volume for adenomyosis was 247.80 ± 145.84 cm³ (mean ± SD). Pre-treatment SSS and UFS-QoL scores were 48.59 ± 20.97 and 59.28 ± 23.11 (mean ± SD), respectively (Table 3). Uterine adenomyosis volumes (reduction rate %) were 137.49 ± 76.94 cm³ (44.5%), 122.03 ± 73.56 cm³ (50.7%) and 98.91 ± 60.92 cm³ (60.1%) at 3, 6 and 12 mo after treatment, respectively ($p < 0.001$). SSSs were 24.87 ± 16.38, 23.58 ± 15.04 and 24.98 ± 15.11 (mean ± SD) at

Table 2. Response of uterine fibroids to HIFU

	Before HIFU		After HIFU		p Value
	Baseline	3 mo	6 mo	12 mo	
Uterine fibroid volume (cm^3)	176.46 ± 149.87*	79.87 ± 74.81	66.20 ± 81.49	46.23 ± 54.7	<0.001
SSS score[†]	48.55 ± 21.17	24.74 ± 16.28	23.72 ± 15.05	24.94 ± 15.15	<0.001
HRQoL score[‡] (six dimensions[§])	59.10 ± 23.15	79.42 ± 17.99	81.69 ± 18.55	81.20 ± 15.96	<0.001

HRQoL = Health Related Quality of Life; SSS = Symptom Severity Scale.
* Values are means ± standard deviation.
† SSS transformed score = ((actual raw score − lowest possible raw score)/possible raw score range) * 100.
‡ HRQoL transformed score = ((highest possible score − actual raw score)/possible raw score range) * 100.
§ Concern, Activities, Energy/Mood, Control, Self-conscious, Sexual Function.

3, 6 and 12 mo, respectively ($p < 0.001$). UFS-QoL scores were 79.64 ± 17.91, 81.59 ± 18.44 and 81.35 ± 15.88 (mean ± SD) at 3, 6 and 12 mo, respectively ($p < 0.001$) (Fig. 4). A representative case of a nulliparous patient diagnosed with posterior focal adenomyosis is illustrated in Figure 5. Eleven months after treatment, her uterine volume reduction rate was 63.7%.

Additional treatments after HIFU for uterine fibroids and adenomyosis are outlined in Table 4. Of 918 patients with uterine fibroids, 42 experienced a recurrence of symptoms and 23 had a new lesion. Nine patients diagnosed with uterine fibroids underwent a repeat HIFU. Thirteen patients underwent hysterectomy, and 8 patients underwent myomectomy. Of 889 patients with adenomyosis, 39 experienced a recurrence of symptoms and 17 had a new lesion. Seventeen patients underwent a second HIFU treatment, and 20 patients, hysterectomy.

Complications are summarized in Table 5. Complications included one case of foot drop, one case of aggravated spondylolisthesis, 7 cases of transient unilateral leg weakness, 13 cases of unilateral sciatic nerve pain, 1 case of tumor lysis syndrome with transient acute prerenal failure, 1 case of sleep apnea caused by sedative agents, 17 cases of first-degree skin burn, 12 cases of second-degree skin burn and 29 cases of transient hematuria. Two cases of small bowel perforation were noted 2 and 5 d after ablation, respectively. In both cases, attempts were made to treat subserosal uterine fibroids near the intestine. Simple laparoscopic closure was performed in small bowels. With supportive care, all cases recovered without any permanent adverse effect.

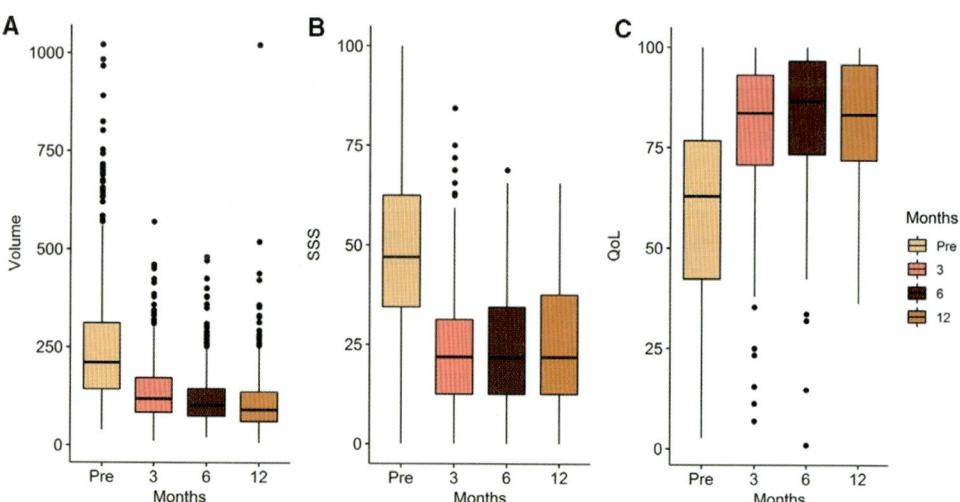

Fig. 2. Comparison of uterine fibroid volume (cm^3), SSS score and QoL score among four time points before and after treatment for patients with uterine fibroids. *Boxes* represent lower quartile, median and upper quartile. The ends of the vertical lines indicate the largest and smallest observations as outliers representing extreme values. QoL = quality of life; SSS = Symptom Severity Scale.

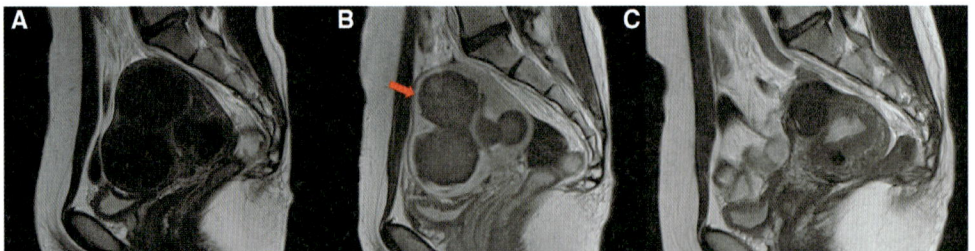

Fig. 3. HIFU treatment of a multiparous female diagnosed with multiple uterine fibroids. In the MRI scan are 4.5 × 4.4-cm (44.6 cm^3), 4.3 × 3.9-cm (34.2 cm^3), 2.1 × 1.7-cm (3.9 cm^3) and 2.9 × 2.3-cm (6.3 cm^3) fibroids touching the endometrium in the T2-weighted MRI sagittal image (A) located at the anterior uterine wall and the gadolinium-enhanced T1-weighted MRI image after HIFU treatment (B). The *arrow* indicates a non-perfused uterine fibroid after HIFU. Twelve months later, a few necrotic uterine fibroids were expelled, followed by a decrease in the volume of another necrotic uterine fibroid to 3.1 × 2.1 cm (9.5 cm^3). The volume reduction rate was 78.7% (C). HIFU = high-intensity focused ultrasound; MRI = magnetic resonance imaging.

In our study, we experienced 31 unintended pregnancies after HIFU. Among these pregnant patients, 25 developed no complication during pregnancy and continued the pregnancy to a full-term delivery. Fourteen vaginal and 11 cesarean section deliveries were also uneventful. Three patients experienced a spontaneous abortion. One patient with adenomyosis experienced preterm delivery at 25 wk of gestation, and 2 patients could not be contacted (Table 6). Pregnancy data were obtained only if pregnant patients contacted us to inform us of the pregnancy.

DISCUSSION

Among 918 patients diagnosed with uterine fibroids, three follow-ups were conducted after HIFU treatment. Uterine fibroid volume reductions were 54.7%, 62.5 and 73.8% at 3, 6 and 12 mo after treatment, respectively ($p < 0.001$). These outcomes were comparable to outcomes reported in other studies. Ren et al. (2009) have reported reduction rates of 27.2%, 47.9%, and 50.3% at three, six, and 12 mo, respectively R Core Team (2018). Wang et al. (2012) reported reductions of 46.7%, 68.2%, 78.9% and 90.1% at 3, 6, 12 and 24 mo, respectively. In the present study, treatment energy and ablation time were similar to those reported in other papers using the same model. We saw improved SSS and UFS-QoL scores until 12 mo after treatment. Improved UFS-QoL scores at 24 mo after treatment have also been reported (Wang et al. 2012). Among 918 patients with uterine fibroids, 42 (4.6%) experienced symptom recurrence, including 23 who were diagnosed with a new lesion on follow-up MRI. Additional interventions in these patients included a second HIFU treatment, myomectomy and hysterectomy. Treatment was based on the principle of surgery. The second HIFU treatment was applied to patients who wanted HIFU treatment and met the criteria. Volume reduction, SSS score or UFS-QoL score was not included in the statistical data when patients underwent surgery, including myomectomy and hysterectomy.

Among 889 patients in the adenomyosis group, uterine volume reduction rates were 44.5%, 50.7% and 60.1% at 3, 6 and 12 mo, respectively. Improved SSS and UFS-QoL scores during follow-up for patients with adenomyosis were statistically significant ($p < 0.001$). In other studies, relief rates were 84.7%, 84.7% and 82.3% at 3 mo, 1 y and 2 y after treatment, respectively (Shui et al. 2015). In our study, adenomyosis volume reductions were less than those reported in other papers.

Table 3. Response of adenomyosis to HIFU treatment

	Baseline	3 mo	6 mo	12 mo	*p* Value
Uterine volume (cm^3)	247.80 ± 145.84*	137.49 ± 76.94	122.03 ± 73.56	98.91 ± 60.92	<0.001
SSS score†	48.59 ± 20.97	24.87 ± 16.38	23.58 ± 15.04	24.98 ± 15.11	<0.001
HRQoL score‡ (six dimensions§)	59.28 ± 23.11	79.64 ± 17.91	81.59 ± 18.44	81.35 ± 15.88	<0.001

HRQoL = Health Related Quality of Life; SSS = Symptom Severity Scale.
* Values are means ± standard deviation.
† SSS transformed score = ((actual raw score − lowest possible raw score)/possible raw score range) * 100.
‡ HQRoL transformed score = ((highest possible score − actual raw score)/possible raw score range) * 100.
§ Concern, Activities, Energy/Mood, Control, Self-conscious, Sexual Function.

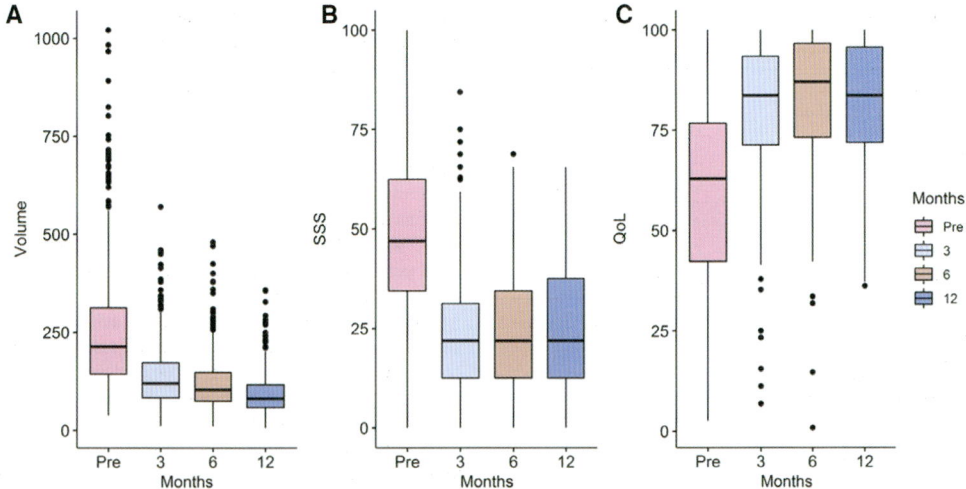

Fig. 4. Comparison of uterine volume (cm^3), SSS score and QoL score among four time points before and after treatment for patients with adenomyosis. *Boxes* indicate the lower quartile, median and upper quartile. The ends of vertical lines indicate the largest and smallest observations as outliers representing extreme values. QoL = quality of life; SSS = Symptom Severity Scale.

This might have occurred because we measured the volume of the entire uterus, including the normal uterus site and irregular adenomyosis lesions. Among 889 uterine adenomyosis patients, 39 (4.4%) experienced symptom recurrence, including 17 patients who were diagnosed with a new lesion on follow-up MRI. A second HIFU treatment and hysterectomy were performed. Treatment was also based on the principle of hysterectomy. The second HIFU treatment was administered to patients who wanted HIFU treatment and met the criteria.

The complication rate in this study was 4.6% (84/1807), including 2 cases of small bowel perforation 2 and 5 d after ablation. We tried to completely cure subserosal uterine fibroids around the intestine. However, there was a mistake in the reading of US images. Fortunately, the lesion of the intestinal injury was only 1 cm. Thus, laparoscopic surgery was simply terminated without long-term sequelae. After two cases of complications, the risk of intestinal injury was effectively reduced by strict pre-operative bowel preparation, careful intra-operative intestinal protection, a well-controlled range of ablation and maintenance of a distance of at least 1 cm from the tumor margin. Adhering to these steps might help prevent intestinal injury. Chen et al. (2015) have reported that a total of 1062 of 9988 patients (10.6%) had 1305 adverse reactions. In that report, two bowel perforations occurred in two patients, both of which were confirmed and repaired surgically. Other

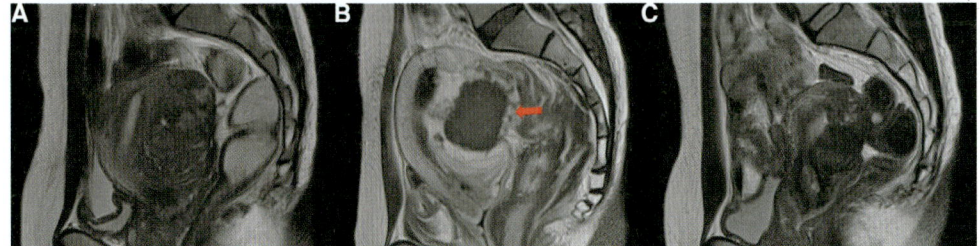

Fig. 5. HIFU treatment of nulliparous adenomyosis. MRI reveals 7.5 × 6.4-cm (148.2 cm^3) adenomyotic uterus on MRI sagittal image (A) and gadolinium-enhanced T1-weighted MRI image (B) after HIFU treatment. *Arrow* indicates non-perfused area after HIFU. After 11 mo, the uterine volume decreased to 5.2 × 4.5 (53.8 cm^3), as illustrated in the T2-weighted MRI image. The rate of uterine volume reduction was 63.7% (C). HIFU = high-intensity focused ultrasound; MRI = magnetic resonance imaging.

Table 4. Recurrence and additional treatments after HIFU

	Uterine fibroids	Adenomyosis
No. of treatments	918	889
No. of symptom recurrences	42	39
No. of new lesions	23	17
Second HIFU	9	17
Hysterectomy	13	20
Myomectomy	8	-

HIFU = high-intensity focused ultrasound.

Table 5. Complication profiles after HIFU treatment

Complication	No. of patients
Foot drop	1
Aggravation of known spondylolisthesis	1
Transient leg weakness	7
Transient sciatic nerve pain	13
Tumor lysis syndrome	1
Small bowel perforation	2
Sleep apnea	1
First-degree burn	17
Second-degree burn	12
Transient hematuria	29
Total	84

HIFU = high-intensity focused ultrasound.

Table 6. Outcomes of unintended pregnancies after HIFU treatment

Pregnancy outcome	Uterine fibroids (N = 13)	Adenomyosis (N = 18)
Normal spontaneous delivery	9	5
Cesarean section	3	8
Spontaneous abortion	1	2
Premature delivery	0	1
Follow-up loss	0	2

complications were foot drop, aggravation of known spondylolisthesis, transient unilateral leg weakness, unilateral sciatic nerve pain, tumor lysis syndrome with transient acute pre-renal failure, sleep apnea associated with sedative agents, first- and second-degree skin burns and transient hematuria. With supportive care, all complicated cases recovered without any permanent adverse effects. One woman with foot drop took 6 mo to recover. Those with unilateral leg weakness and sciatic nerve pain took 2 mo to recover. Women with other symptoms took less than 2 wk to recover.

In the beginning of our HIFU experience, we had sufficiently sedated patients who complained of discomfort during treatment with propofol. In these cases, there were many symptoms associated with nerve damage because we could not determine the nerve pain. However, these symptoms and risks decreased greatly after we changed intravenous conscious sedation to midazolam and lower propofol doses (0.3–0.6 mg/kg/h by continuous infusion) during treatment. Other injuries could be avoided with increased treatment experience. Other researchers have reported complications after USgHIFU such as vaginal bleeding, lower abdominal pain and low-grade fever (Ren et al. 2009). Some authors have reported effects of USgHIFU on sexual function after treatment of uterine fibroids compared with conventional myomectomy and had partial improvement in sexual function after both procedures (Wang et al. 2013). There were a few cases of decreased vaginal secretion after treatment in our experience as well. However, no patient experienced sexual dysfunction.

HIFU treatment for uterine fibroids and adenomyosis must be approached with caution because significant complications that cause maternal or fetal morbidity can occur. Qin et al. (2012) reported that pregnancy can occur within 1 y after USgHIFU ablation of uterine fibroids. Intensive surveillance of the mother and fetus is needed, and cesarean section should be performed at the earliest signs and symptoms of uterine rupture. Although we only obtained data on pregnancies if the pregnant patients contacted us, we believe that USgHIFU treatment can effectively treat uterine fibroids and adenomyosis and allow safe parturition after treatment.

Our experience with HIFU is encouraging. With its very good therapeutic effects and acceptable side effects for treatment of uterine fibroids and adenomyosis, HIFU is the best non-invasive treatment so far. We hope that soon a well-designed prospective trial and clinical study, including MRI-based classification and location, blood circulation in the uterine leiomyoma and localization or segmentation of diffuse adenomyosis, will be published.

Conflict of interest disclosure—No potential conflict of interest was reported by authors of this study.

REFERENCES

Chen J, Chen W, Zhang L, Li K, Peng S, He M, Hu L. Safety of ultrasound-guided ultrasound ablation for uterine fibroids and adenomyosis: A review of 9988 cases. Ultrason Sonochem 2015;27: 671–676.

Funaki K, Fukunishi H, Sawada K. Clinical outcomes of magnetic resonance-guided focused ultrasound surgery for uterine myomas: 24-month follow-up. Ultrasound Obstet Gynecol 2009;34: 584–589.

Jiang L, Hu B, Guo Q, Chen L. Sonographic and histological development of high intensity focused ultrasound in rabbit muscle. Exp Ther Med 2013;5:33–38.

Kroencke TJ, Scheurig C, Kluner C, Taupitz M, Schnorr J, Hamm B. Uterine fibroids: Contrast-enhanced MR angiography to predict ovarian artery supply—Initial experience. Radiology 2006;241:181–189.

Qin J, Chen JY, Zhao WP, Hu L, Chen WZ, Wang ZB. Outcome of unintended pregnancy after ultrasound-guided high-intensity focused ultrasound ablation of uterine fibroids. Int J Gynaecol Obstet 2012;117:273–277.

R Core Team. R: A language and environment for statistical computing. R Foundation for Statistical Computing, 2018. Available at: https://www.R-project.org.

Ren XL, Zhou XD, Yan RL, Liu D, Zhang J, He GB, Han ZH, Zheng MJ, Yu M. Sonographically guided extracorporeal ablation of uterine fibroids with high-intensity focused ultrasound: Midterm results. J Ultrasound Med 2009;28:100–103.

Shui L, Mao S, Wu Q, Huang G, Wang J, Zhang R, Li K, He J, Zhang L. High-intensity focused ultrasound (HIFU) for adenomyosis: Two-year follow-up results. Ultrason Sonochem 2015;27: 677–681.

Spies J. The UFS-QOL, a new disease-specific symptom and health-related quality of life questionnaire for leiomyomata. Obstet Gynecol 2002;99:290–300.

Wang W, Wang Y, Tang J. Safety and efficacy of high intensity focused ultrasound ablation therapy for adenomyosis. Acad Radiol 2009;16:1416–1423.

Wang W, Wang Y, Wang T, Wang J, Wang L, Tang J. Safety and efficacy of US-guided high-intensity focused ultrasound for treatment of submucosal fibroids. Eur Radiol 2012;22:2553–2558.

Wang X, Qin J, Wang L, Chen J, Chen W, Tang L. Effect of high-intensity focused ultrasound on sexual function in the treatment of uterine fibroids: Comparison to conventional myomectomy. Arch Gynecol Obstet 2013;288:851–858.

Zhao WP, Chen JY, Zhang L, Li Q, Qin J, Peng S, Li KQ, Wang ZB, Chen WZ. Feasibility of ultrasound-guided high intensity focused ultrasound ablating uterine fibroids with hyperintense on T2-weighted MR imaging. Eur J Radiol 2013;82:e43–e49.

Zhou M, Chen JY, Tang LD, Chen WZ, Wang ZB. Ultrasound-guided high-intensity focused ultrasound ablation for adenomyosis: The clinical experience of a single center. Fertil Steril 2011;95:900–905.